HEYNE ‹

Bisher ist niemals der Nachweis gelungen, dass Eiweißgaben über das Minimum hinaus eine schädliche Wirkung gehabt haben. Aber es ist unbestritten, dass größere Eiweißgaben eine stimulierende Wirkung besitzen und sie die Arbeits- und Lebensfreude erhöhen.

Prof. Dr. E. Kofrányi, Physiologe,
in »Biochemie und Physiologie der Ernährung«

Danksagung

Der Autor bedankt sich in erster Linie und ganz herzlich bei Marion Grillparzer für ihre unermüdliche Hilfe beim Verfassen dieses Buches.

Wichtiger Hinweis

Die Ratschläge in diesem Buch sind vom Autor und Verlag sorgfältig erwogen und geprüft. Sie bieten jedoch keinen Ersatz für kompetenten medizinischen Rat. Jede Leserin und jeder Leser ist für sein eigenes Handeln selbst verantwortlich. Alle Angaben in diesem Buch erfolgen daher ohne jegliche Gewährleistung oder Garantie seitens des Verlages oder Autors. Eine Haftung des Autors bzw. des Verlages und seiner Beauftragten für Personen-, Sach- und Vermögensschäden ist ausgeschlossen.

Ulrich Strunz

Jahrgang 1943, praktizierender Internist, Orthomolekularmediziner und Bestsellerautor, entwickelte das Forever-Young-Erfolgsprogramm für körperliche und geistige Höchstleistungen. Er begeistert in Seminaren, Vorträgen und zahlreichen TV-Auftritten Jahr für Jahr Zehntausende von Menschen und führt sie in ein neues, gesundes und schlankes Leben. In seiner Altersklasse gehört er zur Weltspitze der Ultra-Triathleten.

dr. ulrich strunz

power-eiweiß-drinks

wunderwaffe eiweiß: alle wichtigen basics

mit ganz neuen rezepten

fitness-woche: bis zu sieben pfund abnehmen

WILHELM HEYNE VERLAG
MÜNCHEN

Umwelthinweis:
Dieses Buch wurde auf chlor- und säurefreiem Papier gedruckt.

2. Auflage

Originalausgabe 11/2003

Copyright © 2003 by Ullstein Heyne List GmbH & Co. KG, München.
Der Wilhelm Heyne Verlag, München, ist ein Verlag der
Verlagsgruppe Random House GmbH
http://www.heyne.de

Printed in Germany 2004

Rezepte: Martina Kittler
Umschlaggestaltung: Eisele Grafik-Design, München
Umschlagfoto: L'Immaginario/Stockfood Munich
Satz und Lithos: LVD GmbH, Berlin
Druck und Bindung: GGP Media GmbH, Pößneck

ISBN: 3-453-87309-2

Inhalt

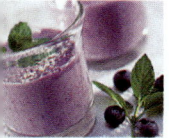
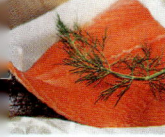

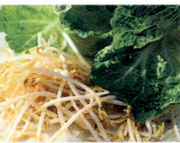
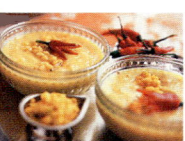
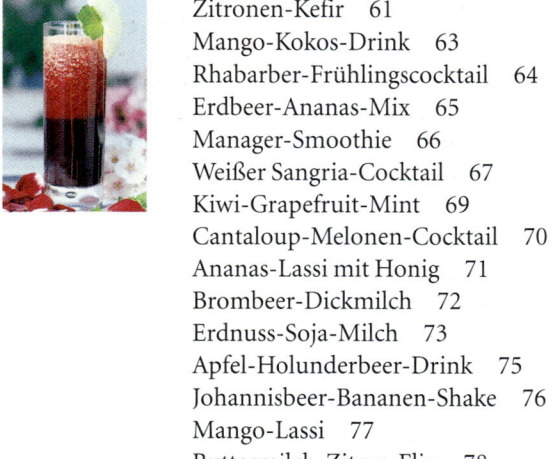

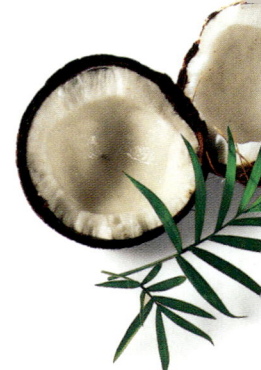

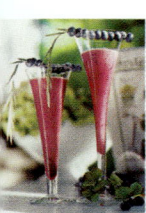

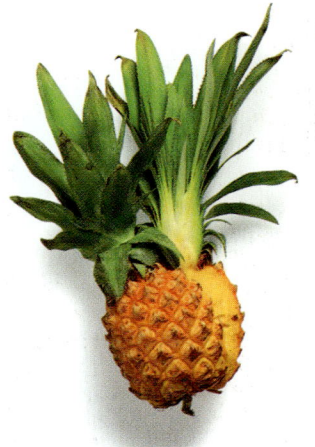

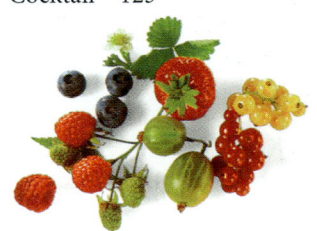

Vorwort

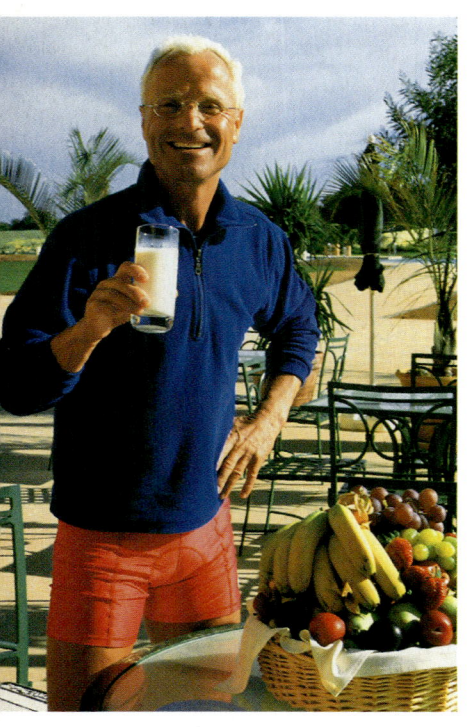

Aha. Für so ein Wunderpulver würde doch der Mensch eigentlich ein Vermögen hinlegen. Das Wunderpulver gibt es schon. Es heißt Eiweißpulver. Aus Soja gewonnen, aus Milch. So mancher Mensch wird jetzt sagen: Ihhh, bäääähhhh. Eiweißpulver mag ich nicht. Beißt fröhlich in die Semmel mit Kohlenhydratpulver namens Mehl.

In USA ergänzt man nicht nur mit Vitaminen …

Es gibt also ein Pulver, das ein paar kleine Wunder bewirkt. Die Gesundheit erhält. Leistung erst so richtig möglich macht. Weiß jeder dynamische Kraftsportler. Weiß jeder Marathoni. Die sagen nicht iiiihh bäääähhh, sondern genießen. Wissen mittlerweile auch einige Läufer, einige Manager, einige Politiker, einige Normalos. Weil sie Trends in Amerika ernst nehmen. Und dort ergänzt man sein täglich Brot nicht nur mit Vitaminen, sondern auch mit Proteinen. Diese Menschen haben das Pulver probiert, in ihr Leben integriert. Und profitieren davon. Auf der Waage, beim Arzt, in der Konferenz, im Bett. 24 Stunden am Tag.

Zwei Esslöffel Pulver in einem Glas Milch cremig verquirlen. Trinken. Immunsystem stärken. Herzinfarkt vorbeugen. Muskeln aufbauen. Schlank werden. Fröhlichkeit tanken. Konzentration schärfen. Leistungskraft steigern. Libido fördern. Krebs vorbeugen. Jung alt werden.

Eine Arznei mit Recht

Lange Zeit versuchte man in Deutschland, die kleinen Bausteine, aus denen das Pulver ist – sie heißen Aminosäuren –, unter das Arzneimittelrecht zu stellen. Weil sie die Gesundheit erhalten, ja verbessern. Und zwar dramatisch. Weiß jeder Arzt auf der Intensivstation, da ist dieses Wissen Alltag. Doch die Pharmaindustrie wollte gesetzlich bremsen. Weil die nicht unbedingt daran interessiert ist, dass der Mensch gesund alt wird. Ein paar Zipperlein sollen ihn schon auf seinem Lebensweg in die Apotheke treiben.

Nun: Seit 2001 ist Eiweißpulver oder einzelne Aminosäuren zum Zweck der diätetischen Ernährung oder der Sporternährung freigegeben. Vorher hab ich's also immer heimlich unter der Bettdecke gelöffelt. Täglich. Und bin dann 2 : 49 beim Marathon gerannt. Einfach so. Und habe Bestseller geschrieben. Einfach so. Es geht also um ein Pulver, durchaus ein Wunderpulver, das die Nahrung ergänzen soll, weil mit unserer Ernährung nicht alles so gut läuft, wie es soll. Und dieses Pulver wirkt ganz erstaunlich: Es hilft dabei, sich wohler und gesünder zu fühlen, (gesund!) abzunehmen oder einfach vitaler zu sein, mehr Leistung bringen zu

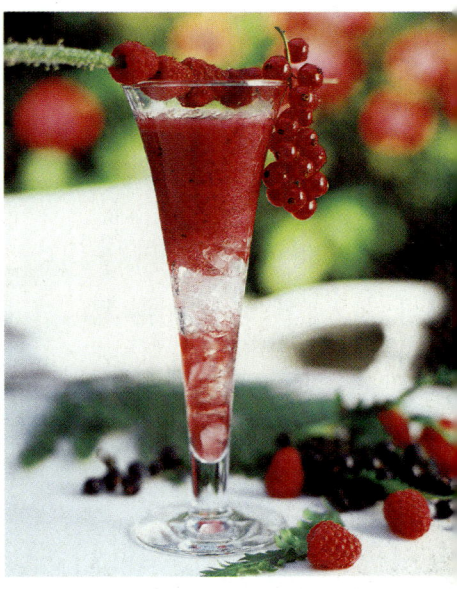

können. Hier geht es nicht um den Leistungssportler, der noch mehr Leistung bringen will, sondern um den ganz normalen Menschen, der täglich gefordert wird. Also um Sie und jeden, der täglich fröhlich an sein Tagewerk gehen will. Mit wachen Augen. Und auch abends noch lachend für seine Kinder da ist. Genau so habe ich es – und mit mir schon Zehntausende – persönlich erfahren. Lesen Sie, freuen Sie sich mit – und genießen auch Sie.

Ihr Ulrich Strunz

Mehr Power mit Eiweiß

Eine Hymne auf den Eiweiß-Drink

Immer wieder wird mir die Frage gestellt: *Zu viel Eiweiß ist doch schlecht?* Natürlich ist »zu viel« schlecht. Auch zu viel Sauerstoff ist schlecht – ohne Sauerstoff können wir zwar nicht leben, aber zu viel Sauerstoff ist Gift. Die Frage ist doch: Wie viel ist zu viel? Ihr Körper besteht zu etwa 13 Kilo aus Eiweiß. Und davon geht jeden Tag eine Hand voll flöten, und das muss ersetzt werden. Sie brauchen täglich mindestens 1 Gramm Eiweiß pro Kilo Körpergewicht. Und wenn Sie abnehmen wollen: 2 Gramm. Meinen Patienten messe ich den Bluteiweißspiegel und stelle immer wieder fest: Sie haben eher zu wenig als zu viel Eiweiß im Blut. Bei Ihnen, lieber Leser, wird es nicht anders sein. Nun könnten Sie nach Hause gehen und tierisch viel Eiweiß essen, in Form von Schweinebraten, Steaks, Wurst. So, wie Sie es vielleicht sogar schon immer tun. Und nichts passiert.

Der Grund: Das Eiweiß vom Teller kommt nicht an, wo Sie es brauchen. Dort im Körper, wo Sie die kleinen Eiweißbausteine, die Aminosäuren, glücklich machen, wo sie Zellen reparieren, wo sie Abwehrkräfte mobilisieren, Muskeln aufbauen und Hormone auf Trab bringen.

Vitalstoffdusche für 70 Billionen Körperzellen: Eiweiß plus Obst

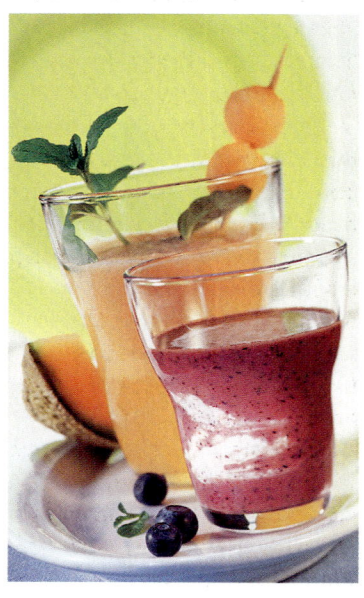

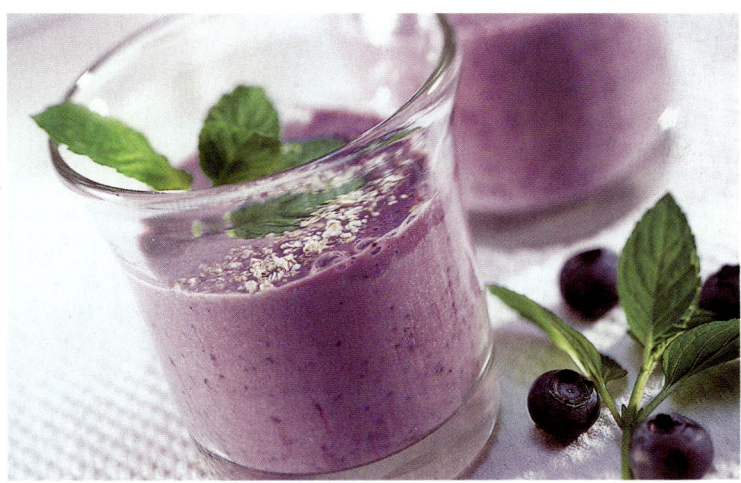

Das Geheimnis: Eiweiß plus Vitalstoffe – ohne Fett

Warum kommt es nicht an? Ganz einfach: Es gilt auch in Ihrem Körper das »Prinzip des Minimums«, entdeckt 1840 von Justus von Liebig. Zum Eiweißaufbau brauchen Sie nämlich acht essenzielle Aminosäuren. Unbedingt. Und wenn von einer etwas weniger in Ihrem Blut herumschwimmt – dann richtet sich Ihr Gesamt-Eiweiß leider nach dieser minimal vorhandenen Aminosäure. Nun messe ich diese Aminosäuren täglich. Und finde bei 80 Prozent meiner Patienten mindestens ein Defizit. Das war's dann auch. Sie können ruhig – und in der Regel tun Sie das auch – ausreichend Eiweiß essen, zum Beispiel die vorgeschriebenen 0,7 oder 1,0 oder gar 1,5 Gramm pro Kilogramm Körpergewicht – es nützt nur wenig. Die eine minimal vorhandene Aminosäure hält Ihr Körpereiweiß niedrig. Und Sie wundern sich dann.

Praktische Abhilfe wäre, häufiger kleine Mengen Eiweiß zu sich zu nehmen. Dazu rate ich dann. Und ohne Fett, weil das die Verdauung, das heißt die Aminosäure-Aufnahme, buchstäblich lähmt. Diesen Lähmungseffekt kennen Sie: Essen Sie mal abends Schweinshaxe oder Kieler Sprotten …

Noch einen zweiten Grund kennen wir, warum auch bei ausreichender täglicher Eiweißaufnahme im Blut weniger ankommt: weil Vitalstoffe fehlen, zum Beispiel Vita-

Prost Gesundheit: *Acht Gründe, warum es sich lohnt, sofort den Mixer anzuwerfen*

1. Eiweiß-Power: Ihre Eiweißtanks sind leer – mit unseren Fitness-Drinks füllen Sie die Depots auf gesunde Art auf.

2. Gesunder Snack: Keine gesunde Mahlzeit greifbar? Statt Curry-Wurst mit Pommes oder ein Sandwich zu verdrücken, shaken Sie sich lieber einen Eiweiß-Früchte-Drink.

3. Fatburner: Wer abnehmen muss, hat mit den Fitness-Drinks alle Vitalstoffe, die der Körper braucht – und kaum Kalorien. Und: Eiweiß selbst ist ein Fatburner. Wenn Sie Eiweiß (ohne Fett) aufnehmen, schießt der Körper Kalorien zu, um es in körpereigene Substanz umzubauen.

4. Muskel-Power: Sportlich sehr aktive Menschen können mit Protein-Konzentraten verhindern, dass der Körper zum Muskelaufbau das Immunsystem annagt.

5. Manager-Doping: Jeder Drink ist geeignete Denker-Nahrung. Am besten füllt man schon morgens die über Nacht geleerten Biostoff-Depots auf. Das Gehirn hat dann genügend Nachschub für Gelassenheit, Kreativität und Geistesblitze.

6. Frischzellen-Kur: Unsere Drinks enthalten alle Biostoffe, die Ihre 70 Billionen Zellen brauchen, um sich immer wieder neu zu regenerieren. Zusatzgarantie: Kein Jungbrunnen schmeckt besser.

7. Immunsystem-Pusher: Bestimmte Aminosäuren stimulieren das Immunsystem und helfen, Infekte abzuwehren – und schneller zu genesen.

8. Gute-Laune-Stoff: Eiweiß und Biostoffe aus Obst oder Gemüse liefern die Grundlage für Glücksbotenstoffe. Auf einmal bildet Ihr Körper wieder mehr Serotonin oder Endorphine – und die machen einen neuen Menschen aus Ihnen.

min B_6 oder Zink (Sie dürfen auch Obst oder Müsli sagen, aber das klingt nicht so interessant), die der Körper braucht, um Eiweiß aus seinen Bausteinen zusammenzubasteln. Solche Zusammenhänge messe ich täglich – seit vielen Jahren. Da gehen einem die Augen auf – und man versteht, weshalb so viele Mitmenschen verbiestert durchs Leben tappen. Eiweißarm eben, wenig Glückshormone und mit einem angegriffenen Immunsystem. Oder anders herum, wie bei dem deutschen Chefarzt, der mich anrief: »Unglaublich, Herr Kollege, wie die Lebensenergie zurückkehrt, nach nur wenigen Tagen Eiweißpulver löffeln …«

Darum: Eiweiß – ohne Fett

Zarter Fisch, mageres Geflügel, Hüttenkäse, Quark, Hülsenfrüchte. Weil das aber nicht alle vier Stunden auf Ihrem Teller liegt, rate ich Ihnen zusätzlich zu einem hochwertigen Eiweißpulver, am besten in Kombination mit Obst oder Gemüse. Sie liefern die Biostoffe gleich mit, die Sie brauchen, damit das Eiweiß in Ihren 70 Billionen Körperzellen ankommt. Sie schlank macht und glücklich, gesund und fit, stressresistent und kreativ. All das steckt in den Fitness-Drinks ab Seite 57, die Martina Kittler, eine Ernährungswissenschaftlerin und Kochbuchautorin, für Sie entwickelt und getestet hat.

Übrigens, ich nehme seit 15 Jahren täglich zusätzlich zur gesunden Ernährung Eiweiß. Und das tun meine Kinder auch.

Ernährungs-Pyramide: die neue Ess-Klasse

Wissenschaftler der Harvard-Universität (also oberste Spitze) haben 2001 eine neue Ernährungspyramide vorgelegt. Eine, die zeigt, wie wir uns gesundessen. Sie berücksichtigt den Glykämischen Index. Diese Pyramide sagt uns, wie wir essen sollten, um unser Fettspeicher- und Heißhunger-

Die vier Stufen

▶ Die Basis unserer Ernährung – NEU! – sollten also Lebensmittel bilden mit einem »low glycemic index«. Auch GI oder GLYX genannt. Lebensmittel, die wenig Insulin locken. Von Obst und stärkefreiem Gemüse sollte man so viel essen, wie man will. Zubereitet mit gesundem Oliven- oder Rapsöl. Die Früchte der Natur sollten die Basis unserer Ernährung bilden. Dazu drei Liter Flüssigkeit pro Tag. Kalorienfrei. Das Element der Natur: H_2O, Wasser.

▶ Die zweite Stufe unserer Ernährung – NEU! – sollten ebenfalls Lebensmittel mit niedrigem glykämischen Index sein – und viel Eiweiß liefern: Fettarme Milchprodukte, Eier, mageres Fleisch, Fisch, Nüsse und Hülsenfrüchte bilden die zweite Ebene. Davon sollte man genug essen, damit man an sein Eiweiß kommt.

▶ An dritte Stelle erst haben die Harvardforscher Vollkornprodukte, Nudeln und Reis gehoben. Die sollte man nur als kleine Beilage genießen – weil sie kohlenhydratreich sind und viel vom Dickmacherhormon Insulin locken.

▶ Und ganz oben in der Spitze, wovon man, wenn überhaupt, nur winzige Mengen essen soll, platzierten die Forscher verarbeitetes Getreide (Weißmehl), Kartoffeln und Süßes.

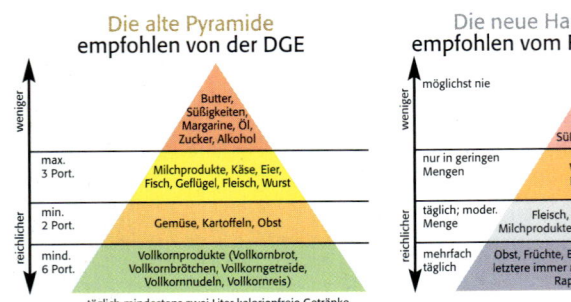

	Die alte Pyramide empfohlen von der DGE		Die neue Harvard-Pyramide empfohlen vom Forever Young Team

Die alte Pyramide – empfohlen von der DGE

weniger / reichlicher

	Butter, Süßigkeiten, Margarine, Öl, Zucker, Alkohol
max. 3 Port.	Milchprodukte, Käse, Eier, Fisch, Geflügel, Fleisch, Wurst
min. 2 Port.	Gemüse, Kartoffeln, Obst
mind. 6 Port.	Vollkornprodukte (Vollkornbrot, Vollkornbrötchen, Vollkorngetreide, Vollkornnudeln, Vollkornreis)

täglich mindestens zwei Liter kalorienfreie Getränke

Die neue Harvard-Pyramide – empfohlen vom Forever Young Team

weniger / reichlicher

möglichst nie	Weißmehlprod. Kartoffeln, Süßwaren, Zucker
nur in geringen Mengen	Vollkornbrot, Nudeln, Reis
täglich; moder. Menge	Fleisch, Geflügel, Fisch, Eier, Milchprodukte, Hülsenfrüchte und Nüsse
mehrfach täglich	Obst, Früchte, Beeren, Salate und Gemüse, letztere immer mit einer moderaten Menge Raps- und Olivenöl

siehe auch hintere Innenseite des Umschlages

hormon Insulin nicht allzu sehr zu strapazieren. Sie sagt uns, wie wir essen sollten, um schlank und gesund zu werden. Siehe Pyramide rechts oben.

Was ist neu?

Nichts für Forever-Young-Leser. Viel für viele deutsche Ernährungsexperten und Institutionen wie die Deutsche Gesellschaft für Ernährung.

Forever-Young-Leser wissen: Zu viel Kohlenhydrate, vor allem künstlich erhitzte Kohlenhydrate, mästen. Denn sie locken ständig das Blutzuckerhormon Insulin, das Fett in die Fettzellen schickt und dort einsperrt. Solange Insulin im Blut schwimmt, kann man gar nicht abnehmen. Die üblichen, gewohnten Kohlenhydratlieferanten rückten die Harvard-Forscher von der lebenswichtigen untersten Stufe der Pyramide

(von der man viel essen soll, wie es die DGE bisher empfiehlt) nach oben.

Und Forever-Young-Leser wissen schon längst: Wir brauchen Eiweiß. Der Körper besteht nun mal aus Eiweiß. Und sie wissen: Wir brauchen Obst und Gemüse. Denn ohne die Hilfsstoffe aus den Früchten der Natur hilft uns auch das ganze Eiweiß nichts.

Wusste übrigens schon Carl Lewis (9 Gold-Medaillen). Er aß Obst und Fisch. Punkt. Sekundäre Pflanzenstoffe, Vitamine plus Eiweiß. Punkt. Gegen Erfolg lässt sich nicht argumentieren.

Das ist es, was ich Ihnen empfehle: Obst und Fisch. Und immer, wenn Sie keinen Fisch essen wollen – oder keine Zeit haben, sich ein anderes Eiweiß-Essen zuzubereiten –, dann shaken Sie sich halt einen Eiweißdrink. Köstliche Anregung dazu finden Sie ab Seite 57.

Und was bringt das Essen nach der neuen Pyramide?

Harvard-Mediziner empfehlen das Essen nach der neuen Pyramide Patienten mit Übergewicht, Metabolischem Syndrom (Bluthochdruck, erhöhter Blutzucker, erhöhte Blutfette) sowie Diabetes. Das Essen nach dieser Pyramide beugt Herzinfarkt vor, Schlaganfall, Alzheimer und Krebs. Ich rate auch den Klein-Ernas und Onkel Ottos, den Schreibtischtätern und Biathleten: Lassen Sie es in Ihrem Kopf »klick« machen, und verinnerlichen Sie die neue Pyramide. Der Körper braucht nämlich nur Mini-Mengen an Kohlenhydraten, damit er läuft. Das Gehirn braucht 100 Gramm Zucker und Stärke (genau: Glukose) für seine Geistesblitze, und die hat man schnell intus – und ganz gesund: mit Obst und Gemüse.

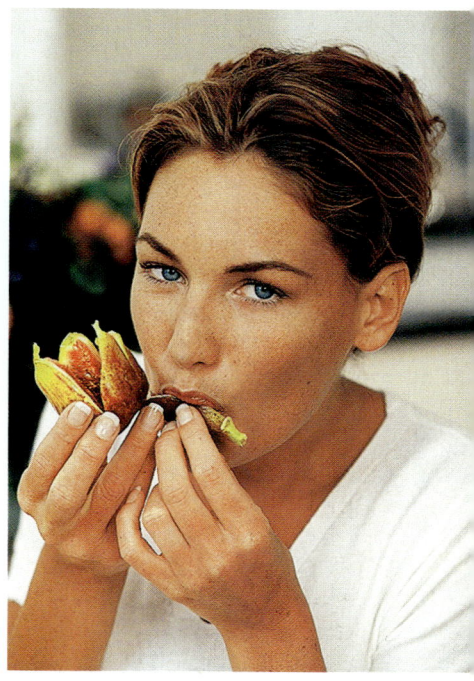

Wer Obst und Gemüse zur Basis seiner Ernährung macht, bleibt gesund

Nahrungsergänzung – das Zeug brauch ich nicht!

Diese Einstellung versteh' ich …

Bei Menschen, die beim Biobauern einkaufen, Zeit in ihr Essen stecken, auf Qualität achten, nach der Saison leben, aus dem Garten von nebenan – mit fünf Portionen Obst und Gemüse pro Tag (diese Minimalforderung erfüllen laut einer neuen Studie nur vier Prozent der Deutschen). Bei Menschen, die kein Übergewicht haben, gesund sind, nicht rauchen, Stress meiden. Auf dem schadstoffärmeren Land leben. Bei Menschen, die sich vollwertig ernähren, von Produkten der Natur. Ja – diese beneidenswerten Idealmenschen brauchen keine Ergänzung ihrer Nahrung. Weil nämlich weder Pizza noch Tütensuppe, noch Schokoriegel oder Chips auf den Bäumen wachsen, meiden diese Menschen diese den meisten von uns lieb gewonnenen Nahrungsmittel.

Weil die nur eines nähren, die Fettzelle, sind sie nichts anderes als eher schädliche *Natur*nahrungsergänzung, Kokolores aus der Fabrik. Sie heißen zum Beispiel Mehl und Zucker und stecken in jedem Fertigprodukt. Darum: Wenn man die überflüssige, ja schädliche *Natur*nahrungsergänzung, den Kokolores, meidet, kann man freilich auch Nahrungsergänzung meiden. Die ja letztendlich nur versucht, die Defizite unserer modernen Ernährung auszugleichen – und sich damit um Ihre Gesundheit, Ihr Wohlbefinden kümmert. Deshalb wird in den USA das B-Vitamin Folsäure jedem Mehl zugemischt. In Deutschland konnte man im April 2002 in *Focus* lesen: Ein Apfel aus dem Supermarkt liefert 20 Prozent des Vitamin C verglichen mit dem Apfel frisch vom Baum. Und was passiert? Nichts. Kümmern Sie sich um die fehlenden 80 Prozent? Nein. Und weil das exemplarisch wohl für alles gilt, was Sie »frisch« essen (wenn Sie es überhaupt essen), leben Sie sozusagen auf Sparflamme. Und wundern sich, weshalb Ihnen das Leben so schrecklich schwer fällt …

Blick in die Forschung

1911 machte der britische Biochemiker Frederick Hopkins Experimente mit Ratten und stellte fest, dass sie starben, wenn sie mehr Nahrung bekamen, als sie brauchten – aber keine Milch. Das ist der legendäre Beginn des Themas Nahrungsergänzung. Fehlt ein Stoff, macht uns das krank, bringt uns vielleicht um. Hopkins entdeckte, dass den Ratten der Nährstoff Tryptophan aus der Milch fehlte. Ein Unglück für die armen Ratten. Tryptophan ist der Stoff, aus dem unser Körper Glück bastelt. In Form des Nervenbotenstoffes Serotonin. (Mehr dazu auf Seite 50). Hopkins bekam übrigens den Nobelpreis für Medizin. Und er war es, der die Vitamine entdeckte. Die heute als »Nahrungsergänzung« mitunter Leben retten.

Das Geheimnis der gesunden Zelle: Eiweiß & Obst

Eiweiß ist Leben: Leben besteht aus Aminosäuren. Ohne diese Bausteine können die Hormone nicht tanzen, die Abwehrkräfte nicht zuschlagen, die Muskeln nicht powern, die Gedanken nicht blitzen. Alles in unserem Körper, unsere körperliche und mentale Gesundheit, wird einzig und allein durch Eiweiß bestimmt. Alle anderen Biostoffe wie Vitamine, Spurenelemente, Mineralstoffe, Fettsäuren oder Kohlenhydrate sind lediglich Hilfsstoffe, die Eiweiß aktiv werden lassen. In Ihrem Körper werden aus den 24 Aminosäuren, die Sie täglich zuführen müssen, rund 50 000 verschiedene Proteine zusammengebaut, die Ihr Immunsystem, Ihre Muskeln, Ihre Hormone, Ihren Stoffwechsel, Ihre Gefühle, Ihre Gesundheit und Ihr Leben bestimmen.

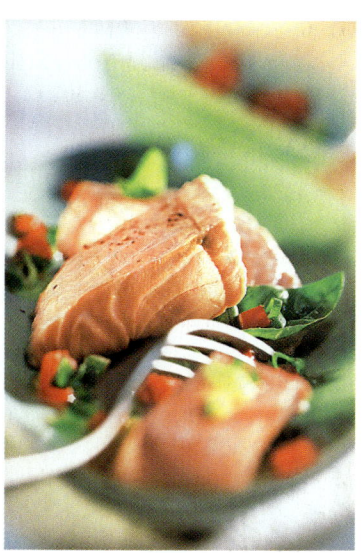

Eiweißmangel trotz Überfluss

Eiweiß gibt es in unserer Normalkost in Fülle. Fisch, mageres Fleisch und Geflügel, fettarmer Käse und Milchprodukte, aber auch manches Gemüse, Vollkorn und Hülsenfrüchte liefern Eiweiß. Und trotzdem leiden viele unter Eiweißmangel. Weil sie Eiweiß schlecht verwerten. Nimmt man beispielsweise nicht genügend Biostoffe aus Obst und Gemüse auf, isst zu fett oder zu süß, dann kommt das Eiweiß nicht an seinem Wirkungsort an: den 70 Billionen Körperzellen. Der Geist wird träge, die Gedanken schwach. Fettinseln lagern sich ein, Muskeln schwinden.

Die Haut altert, Organe verlieren ihre Leistungskraft und Viren und Bakterien lachen das Immunsystem aus.

Eiweiß: der wichtigste Leistungsparameter

Ein 70-Kilo-Mensch besteht zu 13 Kilo aus Eiweiß. Eiweiß ist wirklich Ihr wertvollster Nahrungsbestandteil – der Baustein, aus dem Leben, Laune und Leistung sind. Über die Nahrung müssen Sie dem Körper täglich Eiweißnach-

schub liefern, damit er Hormone bilden kann, das Immunsystem in Stand hält, Muskeln aufbaut und Zellen repariert. Doch ob das Eiweiß auch an seinem Wirkungsort der Zelle ankommt, kann man nur im Blut lesen. Und beim typischen Durchschnittsmenschen ist der Bluteiweißspiegel tief, das bedeutet: instabile Knochen, schwache Muskeln, wenig rotes, Sauerstoff transportierendes Blut, schlappes Immunsystem, labile Psyche. Menschen mit hohem

Fakt ist …

Es gibt keinen wissenschaftlichen Beweis für die Behauptung, zu viel Eiweiß schade der gesunden Niere. Nur Menschen mit eingeschränkter Nierenfunktion (zum Beispiel Dialysepatienten) müssen ihre Eiweißzufuhr beschränken. Gesunde können ruhig 40 Gramm Eiweiß auf einmal essen. Und das sollten Sie auch tun – viermal am Tag. Essen Sie alle vier Stunden 30 bis 40 Gramm Eiweiß – Reineiweiß, Eiweiß ohne Fett. Unterstützen Sie Ihre Niere mit täglich mindestens drei Litern Flüssigkeit. Und schon werden Sie schlank und gesund.

Die Sache mit dem Harnstoff

Je mehr Eiweiß man zuführt, desto mehr Harnstoff bildet der Körper auch – als Abfallprodukt vom Aminosäurestoffwechsel. Kein Problem für die gesunde Niere. Sie scheidet den Harnstoff einfach aus. Dafür ist sie da. Allerdings sollten Sie sie dabei unterstützen. Ganz einfach: mit Wasser.

Eiweiß macht den Körper sauer?

Man kann immer wieder lesen, dass zu viel Eiweiß den Körper verschlackt. Das Säure-Basen-Gleichgewicht durcheinander bringt. Ja. Tut es. Wenn Sie nur tierisches Eiweiß essen. Tut kein normaler Mensch. Essen Sie Obst und Gemüse dazu, dann bilden sich in Ihrem Körper auch die neutralisierenden Basen.

Eiweißspiegel im Blut, also über 8 g/dl, sind die Gewinner im Leben. Sie sind nie unterzukriegen.

Minimum: 1 Gramm pro Kilo Körpergewicht

Eiweiß ist durch nichts zu ersetzen. Weder aus Kohlenhydraten noch aus Fetten kann sich der Körper Imitate basteln. Eiweiß muss also auf Ihrem Speiseplan stehen. Nur an welcher Stelle, ist umstritten. Während konservative Ernährungswissenschaftler noch warnen: Vorsicht, Eiweiß haben wir alle genug, bestätigen die Harvard-Experten meinen jahrelangen Pro-Eiweiß-Kurs und empfehlen fettarmes Eiweiß täglich, es rangiert bei ihnen direkt nach Obst und Gemüse. Am besten sollten Sie alle vier Stunden eine Portion Eiweiß ohne Fett essen. Um Ihren Körperzellen immer genug »Reparatursubstanz« zu liefern. Minimum: 1 Gramm Eiweiß pro Kilogramm Körpergewicht. Das macht bei 60 Kilo: 60 Gramm Eiweiß. Wenn Sie abnehmen wollen: 2 Gramm. Bei 60 Kilo macht das 120 Gramm. Neben Fisch liefern die fettarmen Stücke von Geflügel, Wild und Lamm wertvolles Eiweiß. Auch fettarme Käsesorten, Milchprodukte, Eier sollten Sie abwechselnd auf Ihren Speiseplan setzen. Auch Hülsenfrüchte sind

Zwei Schüsseln Leben

Machen Sie sich jeden Tag eine große Schüssel Obstsalat – aus den Früchten der Saison. Und eine große Schüssel Gemüsesalat, ebenfalls aus den Früchten der Saison – mit 2 EL Oliven- oder Rapsöl. Und trinken Sie ein Glas Gemüsesaft mit einem Teelöffel Leinöl. Warum, erfahren Sie in diesem Buch.

wertvolle Eiweißlieferanten – am wertvollsten: Soja.

Aber wie viel Eiweiß ist gefährlich?

Besonders, wenn Sie abnehmen wollen, müssen Sie noch mehr Eiweiß essen: Da Sie an Kalorien sparen, holt sich der Körper einen Teil der benötigten Energie aus Eiweiß. Und wie viel mehr darf man? Wann ist »mehr« zu viel? Nun, Sie sterben an zu viel Zucker. Das heißt dann Diabetes. Sie sterben durch zu viel Fett: Das heißt dann Herzinfarkt oder Schlaganfall. Sie sterben durch zu viel Wasser. Das heißt dann: Ertrinken. Aber an zu viel Eiweiß ist auf der ganzen Welt noch keiner gestorben. Es sei denn durch Ersticken – beim Versuch, Eier essend einen Guinness-Rekord zu brechen. Ich glaube, da war mal was.

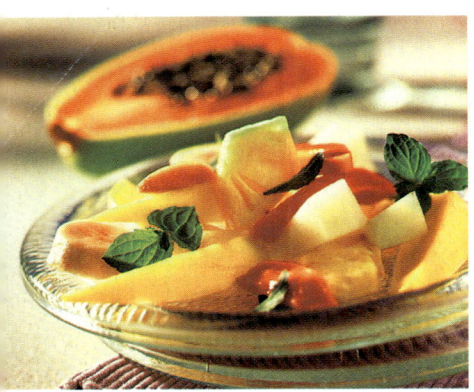

Eine Ode an die Früchte der Natur

Essen Sie fünfmal am Tag ein Stück Obst oder eine Portion Gemüse? Nein? Das sollten Sie künftig tun. Denn nichts liefert Ihnen mehr Vitalstoffe und gesunde Energie als eine Frucht aus Garten Eden.

Obst ist Denkernahrung, denn seine Fruktose liefert kontinuierlich Nachschub fürs Gehirn – ohne den Blutzuckerspiegel zu belasten. Vitalstoffe in Obst und Gemüse helfen gegen Müdigkeit, schärfen die Konzentration – und machen über die Hormonproduktion auch noch gute Laune. Obst und Gemüse halten schlank. Vitamin C, Mineralstoffe und die Sekundären Pflanzenstoffe kurbeln den Fettstoffwechsel an und entschlacken den Körper über die Niere. Ballaststoffe bringen Schwung in eine lahme Verdauung und schleppen auch noch Gifte aus dem Darm.

Obst und Gemüse sind Medizin. Schon seit Jahrtausenden werden Obst und Gemüse als Arznei eingesetzt. Vitalstoffe stärken die Organe, helfen bei der Blutbildung, polstern die Nerven, halten die Verdauungsdrüsen auf Trab. Obst und Gemüse helfen den Blutdruck zu senken und halten die Blutfettwerte niedrig. Die Früchte der Natur kräftigen das Immunsystem, reinigen den Darm, putzen die Gefäße durch und stärken das Bindegewebe – von Haut und Blutgefäßen. Obst und Gemüse schützen vor Krebs, Herzinfarkt und Schlaganfall, lindern Asthmabeschwerden und bremsen Alterungsprozesse. Biostoffe von Obst und Gemüse helfen beim Einschlafen und gegen Migräne. Sie kräftigen die Knochen, fördern die Libido, bringen Glanz ins Haar. Sicher ist: Für jedes Wehwehchen ist eine Frucht gewachsen. Sie müssen sie nur täglich fünfmal pflücken.

Lust auf grüne Medizin?

Obst und Gemüse liefern 60 000 Wirkstoffe. Wahrscheinlich noch viel mehr. Denn die meisten lassen sich in Labor des Wissenschaftlers im Gas-Chromatografen gar nicht heraustrennen. Diese Stoffe halten uns also gesund, ohne dass wir sie kennen. Sie heißen Sekundäre Pflanzenstoffe. Stoffe, mit denen sich die Pflanze schützt, die auch die Menschen schützen. So heißen und so wirken sie:

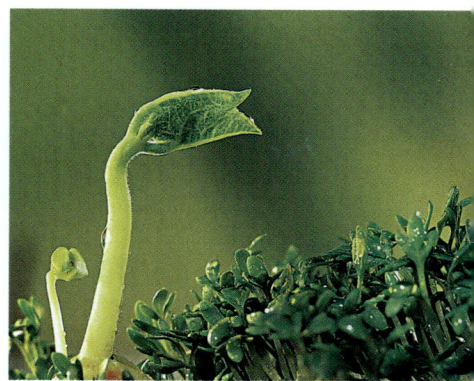

▶ **Carotinoide:** stärken das Immunsystem, schützen vor Herzinfarkt, Krebs und vor grauem Star. Finden sich als Farbe in Karotten, Grüngemüse, Kürbis, Tomaten, Aprikosen, Pfirsichen, Melonen.

▶ **Flavonoide, Phenolsäuren:** schützen vor Herzinfarkt und Krebs, killen Bakterien und Viren, machen das Blut dünnflüssig. Stecken als Farb-, Aroma- und Gerbstoffe in Beeren, Äpfeln, Trauben, Kirschen, Grapefruits, Sellerie, Endiviensalat, Zwiebeln, Tee, Wein.

▶ **Saponine:** stärken das Immunsystem, senken Cholesterin, senken das Darmkrebsrisiko, killen Darmpilze. Als Bitterstoffe in Erbsen und Spinat.

▶ **Sulfide:** machen das Blut dünnflüssig, schützen vor Herzinfarkt und Krebs, senken Cholesterin. Stecken als Scharfmacher in Lauch, Broccoli, Grünkohl, Knoblauch und Zwiebeln.

▶ **Terpene:** schützen vor Krebs,

Der ideale Fitness-Shake

Der Mensch braucht im Grunde nicht mehr als Obst und Gemüse plus Eiweiß. Was die Früchte der Natur so gesund macht, verrät uns ein Blick in die Körperzelle: Eine dicke Zelle, dick und satt, voller Vitalstoffe (aber nicht voller Fett), ist zufrieden. Sie ist prall gefüllt mit Vitaminen, die Enzyme antreiben und Stoffwechselvorgänge möglich machen. Stoffwechselvorgänge in Richtung schlank, jung, leistungsfähig und gesund. Die zufriedene Zelle steckt voller Mineralstoffe. Und sie wird geschützt von Sekundären Pflanzenstoffen. Was gibt es also Besseres für Ihre 70 Billionen Körperzellen als einen Eiweißshake mit Obst? Dass darüber auch der Gaumen glücklich ist, zeigen die Drinks ab Seite 57.

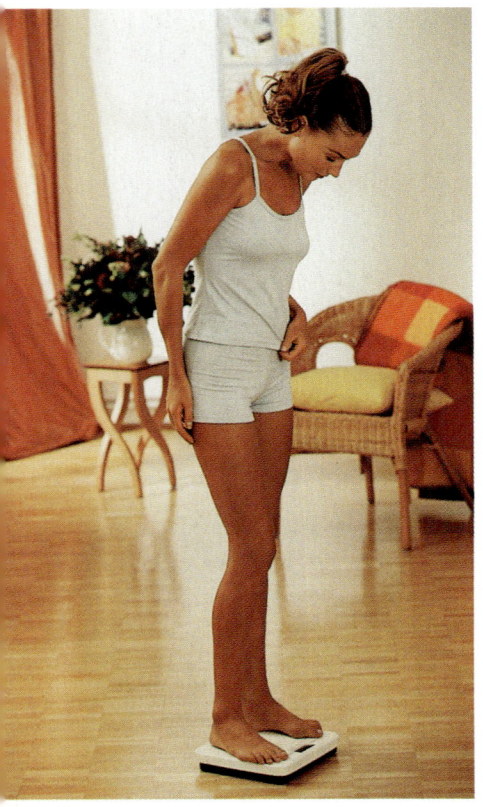

Wer genug Eiweiss isst, verbrennt jeden Tag 100 kcal extra

Ohne Eiweiß klappt keine Diät

Wir haben ein Problem – und das heißt Übergewicht. Über die Hälfte der Erwachsenen ist zu dick. Und jedes fünfte Kind. Aber für jedes Problem gibt es eine Lösung, auch für dieses. Die Lösung heißt Diät. Und zwar nicht eine kurzfristige Diät, die in nichts anderem gipfelt als dem Jo-Jo-Effekt. Abnehmen, zunehmen, danach mehr als zuvor wiegen. Wir brauchen eine langfristige Diät. Und das ist eigentlich das, was »Diät« im eigentlichen Sinn auch meint: Lebensweise. Eine gesunde Lebensweise.
Nun hat die Wissenschaft festgestellt: Es gibt keine Diät, die funktioniert, wenn sie nicht genügend Eiweiß liefert. Unumstrittene Tatsache.

Die schlanken Gründe

Unzählige Studien zeigen: Nur wer auf ausreichend Protein achtet, nimmt auch wirklich ab.

▶ Eiweiß macht satt. Kohlenhydrate machen Hunger. Wer alle vier Stunden eine kleine Portion Eiweiß isst, fühlt sich wohlig zufrieden. Weder der Bauch knurrt, noch quält der Kopf einen mit Heißhunger auf Süßes.

beugen Bronchitis vor. Sind die Aromastoffe aus Thymian, Minze, Zitrusfrüchten, Koriander, Kardamom, Kümmel.
▶ **Senföle:** beugen Infektionen vor und schützen vor Krebs. Stecken als scharfe Aromastoffe in allen Kohlsorten, Kresse, Senf und Meerrettich.

▶ Eiweiß verhindert, dass der Körper seine eigenen Muskeln annagt. Passiert bei jeder eiweißarmen Diät. Muskeln schwinden. Der Ort, wo Fett verbrennt.

▶ Eiweiß macht warm. Es sorgt dafür, dass Kalorien als Wärme über der Haut verpuffen. Der Wissenschaftler sagt dazu: Thermogenese. So sorgt Eiweiß dafür, dass Sie jeden Tag 100 Kalorien extra verbrennen. Klingt nicht viel. Was halten Sie von 36 500? So viel ist das im Jahr. Macht 5,2 Kilo pures Fett. Das verlieren Sie einfach durch Eiweißessen.

Nicht glauben, testen

Sie glauben mir nicht? Sollen Sie auch nicht. Testen Sie. Machen Sie eine Woche eine »Diät« mit Eiweiß, Obst und Gemüse – und den Fetten, die Sie schlank machen, wie zum Beispiel Olivenöl, Rapsöl, Leinöl. Und Sie werden sehen, wie die Pfunde schwinden und die gute Laune kommt. Praktische Anleitung finden Sie auf Seite 54: die Fitness-Woche, in der Sie abnehmen. Mit Eiweiß-Drinks.

… und ins Leben integrieren

Wenn Sie spüren, wie gut Ihnen das tut, dann integrieren Sie vielleicht die einfachste Möglichkeit zu mehr Vitalität und Gesundheit, mehr guter Laune und Kreativität in Ihr Leben: Shaken Sie sich immer dann, wenn Sie nicht kochen können, einen Eiweißdrink – und essen Sie Obst dazu. Diese kleine Mahlzeit liefert Ihnen all das, was Ihr Körper braucht. Hält Sie schlank – und jung.

Übergewicht kostet Lebensjahre

Seit 55 Jahren läuft in Massachusetts (USA) eine Studie mit 3457 Teilnehmern. Nun wurden Ergebnisse veröffentlicht, die mich erschrecken: Wer mit 40 nur ein bisschen zu dick ist, stirbt um drei Jahre früher. Wer viel zu dick ist, lebt sieben Jahre weniger, und wer dann noch raucht, verschenkt 13 Jahre seines Lebens. Und woran stirbt man? Meist am Herzinfarkt. Schon leichtes Übergewicht (BMI 28) verdoppelt die Gefahr, einen Herzinfarkt zu erleiden.

Aminosäuren: die Perlen des Lebens

Eiweiß ist der Stoff, aus dem das Leben ist. Der Begriff Eiweiß kommt von »Eierweiß«. Der Chemiker nennt das Wunder der Natur auch Proteine. Das stammt von dem griechischen »proteo«, was so viel bedeutet wie: Ich nehme den ersten Rang ein. Und das tut Eiweiß. Verbindungen aus Kohlenstoff, Wasserstoff, Sauerstoff und Stickstoff bauen solch sagenhafte Konstrukte wie ein Gürteltier, eine Linse oder einen Menschen. Eiweiße sind also komplexe Naturstoffe, die aus lauter kleinen Bausteinen namens Aminosäuren aufgebaut sind. Wir kennen etwa 1000 solcher Proteine aus tierischen und pflanzlichen Lebensmitteln.

Was macht Eiweiß im Körper?

Das Protein aus der Nahrung ist nicht dazu gedacht, uns mit Energie zu versorgen – den Part übernehmen Kohlenhydrate und Fette. Proteine brauchen wir, um zu leben. Jede Körperzelle besteht – wenn man sie trocknet – zur Hälfte aus Eiweiß. Hormone sind Eiweiß, zum Beispiel solche Hormone wie das Wachstumshormon (Somatotropin), das Fett abbaut, Muskeln aufbaut und den ganzen Menschen jung hält. Oder Insulin und Glukagon – ohne diese beiden Hormone gäbe es keinen Menschen. Sie regulieren Auf- und Abbauvorgänge im Körper. Auch die Stoffwechselarbeiter namens Enzyme bestehen aus Eiweiß, unser Immunsystem, die Haut, die Muskeln, das Herz, das Blut … Alles komplexe Gebilde

Der Unterschied zwischen Mensch und Bohne

Was den Menschen von der Bohne unterscheidet ist: Der Mensch hat ein paar Aminosäuren mehr und das Aminosäuremuster ist anders. Also die Art der Aminosäuren und wie sie sich untereinander verbinden macht das individuelle Lebewesen aus – den grünen Kohl, den schwarzen Kohl, das Gürteltier und die Maus.

aus 100 oder mehreren Tausend kleinen Aminosäuren.
Eiweiß schützt auch jede Körperzelle, transportiert im Organismus Hormone, Fette, Vitamine und Sauerstoff. Und Eiweiß trägt die Erbinformation.

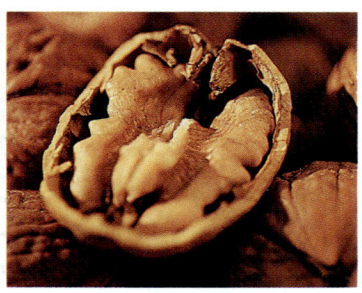

Der Turnover zum neuen Menschen

Nun kommt etwas Wichtiges: Sie werden ständig ausgebessert und erneuert. Herrlich. Macht die Natur. Repariert Ihnen kaputte Zellen, tauscht alte gegen neue aus. So etwa alle zwei Jahre sind Sie ein neuer Mensch. Mit einem neuen Darm, neuem Blut, neuen Muskeln, neuen Hormonen, einer neuen Haut … nur Ihr Gehirn ist nicht neu. Sie behalten das alte. Ist gut so, sonst müssten Sie ja alle zwei Jahre wieder alles neu lernen. Aber alles andere ist neu. Ist perfekt – wenn Sie der Werkstatt da drinnen genügend Baustoff liefern. Und der Baustoff heißt Eiweiß. Die Garnele, die Sojabohne, das Schnitzel, der Hüttenkäse, sprich das Eiweiß, das Sie essen, fließt in einen Aminosäurepool. Sie haben also ein Auffangbecken für den wertvollsten Stoff in Ihrem Körper. Dort werden auch die Aminosäuren hingeschickt, die beim Abbau von Körpersubstanz noch recycelt werden können. In diesem Pool schwimmen 100 Gramm dieser wertvollen Bausteinchen des Lebens. Und aus diesem Pool schöpft Ihr Körper Aminosäuren und schleppt sie zu den Baustellen, wo Körperprotein entsteht.
Und dieser Satz ist wichtig: Jeden Tag werden 250 bis 350 Gramm Ihres Körpers erneuert. Dafür reicht der Pool nicht aus. Sie müssen ihn auffüllen. Mit Fisch, qualitativ hochwertigem Fleisch, Hülsenfrüchten, Milchprodukten, Samen, Nüssen, Gemüse. Und, wenn Sie keine Zeit zum Kochen haben, mit einem guten Eiweißkonzentrat. Mit all den lebenswichtigen Aminosäuren, die Ihr Körper nicht herstellt. Was diese Aminosäuren in Ihrem Körper alles Wunderbares machen, können Sie ab Seite 43 lesen. Dann werden Sie auch nicht mehr denken: Eiweiß ist gefährlich. Sondern: Zum Glück gibt's Aminosäuren.

Lebenswichtige Aminosäuren

Es gibt Aminosäuren, die kann Ihr Körper sich selbst basteln, und solche, die er nicht herstellen kann. Die essenziellen (lebenswichtigen, unentbehrlichen) Aminosäuren müssen über die Gabel in den Organismus kommen. Sie sollten auch auf der Eiweißpulverdose stehen. Sie heißen:

► Isoleucin	► Methionin	► Tryptophan
► Leucin	► Phenylalanin	► Valin
► Lysin	► Threonin	► Histidin

Es gibt auch noch bedingt (semi) essenzielle Aminosäuren, die der Körper aus anderen Eiweißbausteinen herstellen kann – wenn diese vorhanden sind. Wenn sie nicht vorhanden sind, werden diese Aminosäuren plötzlich so wichtig wie ein Vitamin. Auch sie sollten auf der Eiweißpulverdose stehen. Dazu zählen:

► Arginin	► Prolin	► Glycin

Und es gibt Aminosäuren, die der Körper in manchen Situationen dringend braucht. Sie werden verbraucht – und er kommt mit der Eigenproduktion nicht nach. Dann wird diese Aminosäure plötzlich auch lebenswichtig – und man muss sie von außen zuführen. Stress, ein stark gefordertes Immunsystem, Operationen oder hartes Training machen bestimmte Aminosäuren auf dem Teller plötzlich sehr, sehr notwendig. Auch diese sollten auf der Eiweißdose stehen. Dazu zählen:

► Glutamin	► Cystein	► Tyrosin

Weitere wichtige Helfer, die in ein gutes Eiweißkonzentrat gehören:

► Alanin	► Asparaginsäure	► Serin

Das Muskelopfer für den Perlenpool

In Ihrem Körper wird also ständig Eiweiß auf- und abgebaut. Und dafür steht der Aminosäuren-Pool zur Verfügung. Da holt sich der Körper seine Perlchen namens Aminosäuren raus. Und schmeißt sie auch wieder rein. Organisieren tut das Ganze die Leber. Dort werden die Aminosäuren verbrannt, umgebaut und recycelt. Rund 300 Gramm werden in Ihrem Körper täglich erneuert. Braucht die Immunzelle Arginin, dann holt sie das ganz schnell aus dem Pool, muss eine Wunde heilen, schöpft der Körper viele verschiedene Perlen aus dem Reservoir. Weil da aber nur 100 Gramm Aminosäuren drin sind, könnte einem bei Stress oder einer Erkältung auch schnell eine der Perlen der Natur aus dem Pool ausgehen. Tut es aber nicht! Denn was fehlt, schüttet der Körper wieder rein. Er nagt einfach das Muskeleiweiß klein in Amino-säuren und füllt den Pool eben damit auf. Deswegen verlieren Brandopfer und Schwerverletzte ganz schnell an Muskulatur. Weil der Körper die Muskeln für das Immunsystem opfert.

Die Natur hat es also so eingerichtet, dass der Mensch wertvolle Muskeln verliert, wenn im Pool die Perlen knapp werden. Ist das immer so? Neee. Muss nicht sein. Der kluge Mensch verliert sein

Kleine Vorlesung: Die Stickstoffbilanz

Von Ihren 12 Kilo Eiweiß werden also täglich 300 Gramm erneuert. Dabei macht der Körper Verluste. Das klingt gar nicht so viel: 17 Gramm gehen verloren. Nur weiß man halt nicht genau, welche Aminosäuren verbraucht worden sind, deswegen muss man mit dem Essen auch täglich mehr zuführen. Das Minimum: 1 Gramm pro Kilo Körpergewicht. Das Optimum: So viel, dass Ihre persönliche Stickstoffbilanz ausgeglichen ist. Was heißt das? Eiweißabbau heißt Aminosäure-verlust, und da scheidet man immer Stickstoff (N) aus, kann man im Urin messen. Wenn Sie nun mehr Stickstoff verlieren, als Sie in Form von Nahrungseiweiß aufnehmen, ist die Bilanz negativ. Beim Fasten ist der Urin proppenvoll mit dem wertvollen Stoff. Wenn Sie mehr zuführen, als Sie ausscheiden, ist die Bilanz positiv. Das heißt: Ihr Körper fädelt wertvolle Proteinketten auf, in Form von Muskeln, oder Sie werden gesünder. Und wenn Sie gleich viel zuführen wie ausscheiden, ist die Bilanz ausgeglichen. Leider ist das alles nur schöne Theorie. Sie messen Ihre Stickstoff-bilanz nie. Aber den Eiweißspiegel im Blut. Und ist der erst auf 8 erhöht, können Sie mit der Formel weitermachen: 1 bis 2 Gramm Eiweiß pro kg Körpergewicht. Zwei Gramm brauchen Sie, wenn Sie unter Stress stehen, ein tatkräftiges Immunsystem brauchen, viel Sport treiben oder eine Diät machen.

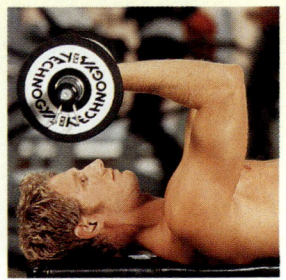

Forever-Young-Organ nämlich nicht. Er sorgt für steten Nachschub im Pool – ganz einfach mit der Ernährung.

Die Wurstsemmel und der Schweinebraten aber sind nicht die Lösung. Sie brauchen gutes Eiweiß – mit hoher biologischer Wertigkeit (siehe Seite 33) und wenig Fett.

Eiweiß – von der Gabel zur Zelle

Sie gabeln einen Loup de Mer, köpfen ein Frühstücksei oder beißen in den Müsliriegel, und das Eiweiß aus Fisch, Ei oder Getreide gelangt in langen Ketten in den Magen. Dort schnipselt das Enzym Pepsin die langen Eiweißketten (Peptide) in kürzere Ketten. Im Dünndarm geht's dann weiter. Die Bauchspeicheldrüse schickt ihre Enzyme namens Trypsin, Chymotrypsin und Carboxypetidasen zum Kleinerschnipseln der kürzeren Ketten. Im Darm warten dann einzelne Aminosäuren, oder zwei, die sich noch festhalten (Dipeptide), oder drei, die verbunden sind (Tripeptide) auf ihren Chauffeur. Transportschiffchen namens Carrier schleppen dann diese kurzen Eiweiße in das Blut, das sie zu ihrem Bestimmungsort bringt – dem Muskel oder der Leber, die sie verteilt.

Diese Carrier sind Spezialisten. Sie transportieren nicht alle, sondern nehmen nur bestimmte Aminosäuren mit. Wenn Sie nun von einer Aminosäure ganz viel aufnehmen, dann nimmt der Carrier die mit – und andere wichtige Aminosäuren bleiben an der Haltestelle. Und das kann dann Stoffwechselstörungen – reden wir deutsch: zum Beispiel eine Depression – im Körper auslösen. Den ganzen wertvollen Eiweißstoffwechsel durcheinander bringen – und das Gegenteil von dem auslösen, was sie wollen. Sie krank machen.

Fazit: Geben Sie Ihrem Körper nur qualitativ hochwertiges Eiweiß aus der Natur – klug kombiniert, den Reis mit der Bohne, die Kartoffel mit Ei (siehe Seite 35). Oder ein qualitativ hochwertiges Eiweißpulver. Und einzelne Aminosäuren, auch die gibt es auf dem Markt, diese sollten Sie jedoch nur unter ärztlicher Kontrolle nehmen. Mehr dazu lesen Sie auf Seite 38.

Warum Eiweiß Obst und Olivenöl braucht

Ein kräftiges Immunsystem, junge Zellen, straffe Haut, stählerne Muskeln, scharfe Konzentration, saubere Blutgefäße: kann man machen. Ganz einfach mit Eiweiß und Kohlenhydraten. Mit dem Wunderpulver und Obst. Die Proteinsynthese kann man nämlich im Optimum halten. Indem man dem Körper all die Perlchen gibt, die er für seine kunstvollen Ketten braucht. Und den Insulinspiegel gleichzeitig leicht anhebt. Denn Insulin ist nicht nur unser Fettspeicherhormon. Es baut auch Protein auf. Nur braucht man davon nicht viel. Eine geringe (geringe!) Menge an Kohlenhydraten reicht völlig aus, um den Insulinspiegel auf optimale Werte anzuheben, sodass Muskeln aufgebaut werden.

Eine Banane oder zwei Äpfel reichen da locker. Sie liefern 30 Gramm Kohlenhydrate. Und dazu zwei Esslöffel Eiweißpulver in einem Drink – das alle vier Stunden. Und schon haben Sie, was Ihr Körper braucht. Plus Vitamine – und die wurden in Nudeln eher selten gesichtet.

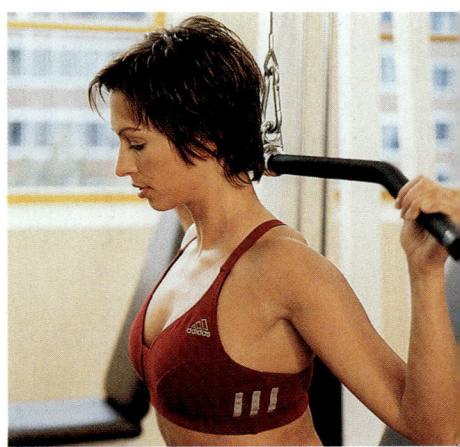

Nach dem Training braucht der Muskel Eiweiß zum Wachsen

Muskel-Training und Eiweiß

Wenn Sie nun Ihren Muskel fordern, ihn trainieren an der Kraftmaschine oder zu Hause mit der Hantel oder dem Flexband, oder auch nur zum Laufen gehen, dann fordert er danach seine Aminosäuren. Der Muskel hungert regelrecht danach und baut aus dem Angebot, das er direkt nach dem Training bekommt, auch mehr Muskelmasse auf. Dann driften die Aminosäuren zur richtigen Zeit vom Darm ins Blut. Und die beste Nachricht: Der Körper bastelt an seinen wertvollen Eiweißketten bis zu 36 Stunden nach dem Training weiter. Sie kriegen also Muskeln – während Sie am Schreibtisch sitzen, während Sie schlafen.

Der Eiweißstoffwechsel, das Testosteron und das Fett

Kraftsportler, die Fett weggelassen haben, wunderten sich bald. Die wurden nämlich plötzlich müde und fett. Sie wollten Fett verbrennen, Muskeln aufbauen. Und das Gegenteil passierte. Kein Wunder:

Natürliche Eiweißquellen

20 Gramm Eiweiß stecken in

- 30 g Algen
- 60 g Sojabohnen
- 120 g Shiitake-Pilzen

Fleisch, Geflügel, Wurst:
- 80 g Hühnerbrust (ohne Haut)
- 80 g Putenbrust
- 90 g magerem Lamm
- 90 g Rehrücken
- 90 g Schweinefilet
- 95 g Kaninchen

- 100 g Kalbsfilet
- 100 g Rinderfilet, -lende
- 120 g Schinken (ohne Fettrand)
- 123 g magerer Geflügelwurst

Fisch:
- 80 g geräuchertem Lachs
- 100 g Heilbutt
- 100 g Lachs
- 100 g Sardine

- 100 g Thunfisch
- 110 g Garnelen
- 110 g Makrele
- 120 g Scholle
- 120 g Kabeljau
- 120 g Langusten
- 120 g Seezunge
- 120 g Steinbutt
- 120 g Matjesfilet
- 125 g Hummer
- 220 g Austern

10 Gramm Eiweiß stecken in

- 200 g Sojajoghurt
- 330 ml Sojamilch
- 125 g Tofu
- 1,5 Hühnereiern

Milchprodukte:
- 250 ml Kefir
- 250 ml Dickmilch
- 300 ml Milch
- 300 ml Buttermilch
- 300 g Joghurt
- 25 g Parmesan
- 37 g Romadur (20 %)
- 38 g Schnittkäse (30 %)
- 50 g Mozzarella
- 50 g Roquefort
- 60 g Feta (40 %)
- 75 g magerem Quark
- 75 g Frischkäse (20 %)

Getreide:
- 60 g Quinoa
- 65 g Vollkornteigwaren
- 75 g Amaranth
- 75 g Wildreis
- 80 g Haferflocken
- 85 g Hartweizennudeln
- 90 g Vollkornmehl
- 100 g Knäckebrot
- 125 g Naturreis
- 130 g Weizenschrotbrot

Gemüse und Obst:
- 50 g getrockneten Bohnen, Linsen
- 175 g Erbsen, frisch
- 200 g Rosen- oder Grünkohl

- 500 g Kartoffeln

In Obst und anderen Gemüsen steckt zwar auch Eiweiß, aber nicht viel

Nüsse und Samen:
- 35 g Erdnüssen
- 40 g Leinsamen
- 45 g Sonnenblumenkernen
- 50 g Mandeln
- 50 g Pistazienkernen
- 55 g Sesamsamen
- 60 g Cashewnüssen

Ohne Fett versiegt das Testosteron. Mein Lieblingshormon. Das Hormon der Dynamischen, Aktiven, Schlanken. Das Testosteron ist nämlich ganz wichtig für den Proteinstoffwechsel: Es sorgt dafür, dass Eiweiß aufgebaut wird im Körper. Zum Immunsystem, zum Muskel. Die Kraftsportler, die auf Fett verzichtet hatten, verloren an Muskelmasse und gewannen an Fett. Schuld war der niedrige Testosteronspiegel. Aha. Das passiert Ihnen auch, auch wenn Sie nur dreimal die Woche 30 bis 45 Minuten etwas für Ihre Muskeln tun. Legen Sie den Spruch »je weniger Fett, desto besser« ad acta. Und locken Sie das Testosteron mit Nüssen, Olivenöl, Rapsöl, Walnussöl, Leinöl und Seefisch. Das taten die Kraftsportler übrigens auch. Und siehe da, das Fett verschwand und die Muskeln wuchsen.

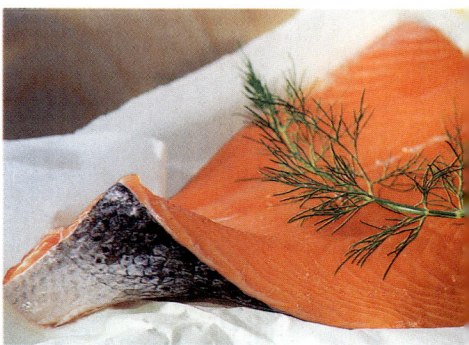

Aminosäuren und der körpereigene Jungbrunnen namens Wachstumshormon

Ach, wär das schön: Ein paar Aminosäuren schlucken und schon schüttet der Körper seinen Jungbrunnen aus. Den teuersten, den Sie sich mit einer Spritze kaufen können: Wachstumshormon (STH). Es baut Fett ab und Muskeln auf und hält jede Körperzelle jung.

Glauben Sie mir, da ist viel geforscht worden: Man nehme 1,2 Gramm Arginin und 1 Gramm Ornithin und dazu noch 0,9 Gramm Lysin, und dann steigt der Wachstumshormonspiegel an. Ja, bis zu 30 Gramm Arginin haben Sportler geschluckt, um in den Genuss von mehr Wachstumshormon zu kommen. Nun: Die Studien sind widersprüchlich. Mal steigt der STH-Spiegel, mal nicht. Meist steigt er nur, wenn Arginin gespritzt wird. Bevor Sie mit hohen Einzeldosen Ihren Proteinstoffwechsel durcheinander bringen, gehen Sie den sicheren Weg für mehr Wachstumshormon:

▶ Füllen Sie Ihre leeren Eiweißtanks auf. Dann haben Sie genug von den Aminosäuren, die für die Produktion von Wachstumshormon nötig sind.
▶ Treiben Sie Sport. Wer sich

bewegt, hat mehr vom körpereigenen Jungbrunnen.

▸ Verlieren Sie überflüssige Pfunde. Dann gewinnen Sie ein Mehr an Wachstumshormon. Übergewichtige produzieren nämlich weniger. Deutlich weniger!

▸ Locken Sie nicht ständig das Insulin mit kohlenhydratreichen Nahrungsmitteln. Solange der Blutzuckerspiegel hoch ist, bleibt das Wachstumshormon inaktiv.

▸ Alkohol nur in Maßen. Damit sind keine bayerischen Krüge gemeint, sondern eher zwei Gläser pro Woche. Alkohol reduziert die Ausschüttung von STH um bis zu 70 Prozent.

▸ Achten Sie auf B-Vitamine. Fehlt das Vitamin B6, bilden Sie um 50 Prozent weniger Wachstumshormon. Auch wichtig: Kalzium, Magnesium, Kalium und Zink. Für Forever-Young-Leser vertraute Freunde – die ihr Hausarzt gerne regelmäßig in ihrem Blut nachmisst.

Zu viel Alkohol drosselt die Bildung vom Wachstumshormon. Das macht dick und alt. Sie wollen aber mehr vom wertvollen Anti-Aging-Stoff, dann tun Sie einen Eiweißshake ins Glas

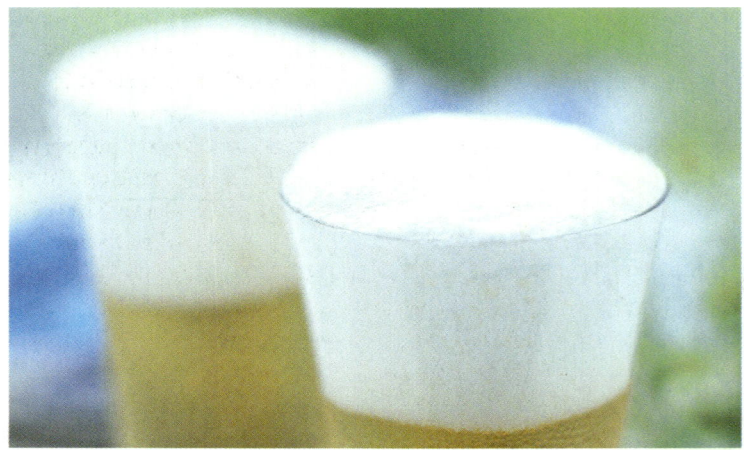

Protein-News aus der Dose

Es gibt viele Eiweiß-Präparate auf dem Markt. Billige und teure. Aus Schlachtabfällen oder aus hochwertigen Rohstoffen. Aus einem Ausgangsprodukt wie Soja oder Molke oder aus mehreren Naturproteinen kombiniert. Mit Kohlenhydraten und Fetten oder ohne. Auf Folgendes sollte man achten:

Qualität heißt hohe biologische Wertigkeit

Wenn all die wichtigen Aminosäuren, die Perlen des Lebens, in einem Lebensmittel enthalten sind, dann hat man ein wertvolles Protein. Eines, mit dem der Körper was anfangen kann. Fehlt nämlich dem Lebensmittel eine Aminosäure oder steckt nur wenig davon drin, kann der Körper auch weniger mit den anderen Aminosäuren anfangen. Wenn Sie eine Kette aus roten, gelben, grünen und blauen Perlen machen, dann müssen Sie aufhören, wenn Ihnen die roten Perlen ausgehen. So verhält es sich auch mit den Aminosäure-Ketten im Körper.

Beispiel: In Getreide und Reis steckt wenig Lysin. Also taugt Getreide dem Körper nicht hundertprozentig, um seine Muskeln aufzubauen oder seine Abwehr zu wappnen. Er liefert zwar eine Zeit lang das fehlende Lysin aus dem körpereigenen Aminosäurepool dazu, stellt aber die Produktion dann irgendwann ein. Sie müssen sich vorstellen: Die halbe Muskelfaser ist fertig – und der Körper stellt die Arbeit ein. Wenn man

Eiweißkonzentrat: Die Mischung macht's

Wenn ein Eiweißkonzentrat nur Molke enthält, reicht das Aminosäuremuster dem Körper nicht für seine Produktion. Ihm fehlen einfach Glieder für die Eiweißketten. Deswegen ist es gut, wenn die Aminosäuren optimiert werden. Das heißt: Alle Kettenglieder, alle Perlen des Lebens, müssen in ausreichender Menge vorhanden sein. Das ist zum Beispiel der Fall, wenn man Soja mit Molke und Eiklar kombiniert.

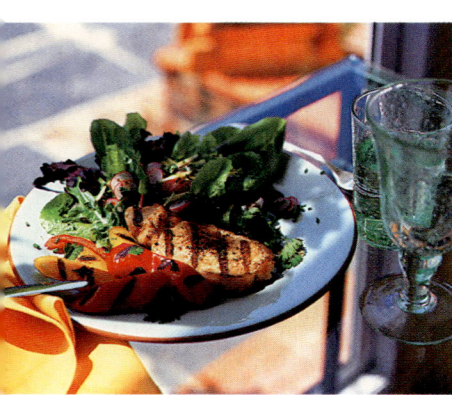

*Was ist wertvoller als ein kleines Steak?
Bohnen und Reis*

100 der Standard. Alle anderen Einzel-Eiweiß-Quellen resultieren einzeln genossen in weniger körpereigenem Eiweiß. Soja hat verglichen mit dem Ei 81, Fleisch oder Geflügel haben 80, Milch 72, Bohnen 72, Mais 72, Reis 66, Weizen 47.

Was ist wertvoller als ein kleines Steak?

Nun wird's spannend. Das tierische Eiweiß hat eine höhere biologische Wertigkeit als pflanzliches – das heißt unser Körper kann daraus besser Muskeln, Hormone und Abwehrkräfte basteln. Der Grund? Tierisches Eiweiß enthält alle essenziellen Aminosäuren in nahezu idealer Menge, pflanzliches nur selten, da limitiert meist eine die Wertigkeit. Man muss also viel, viel mehr davon essen. Damit der Mensch nun nicht nur Fleisch essen muss – und mit ihm Cholesterin, Purine (Gicht) und Fett, hat die Natur einen herrlichen Trick parat, dessen sich die Menschen seit Urzeiten auf allen Kontinenten bedienen. Am liebsten ist es dem Körper, wenn man Eiweiß kombiniert. Tierisches mit pflanzlichem oder pflanzliches mit pflanzlichem. Dann steigt nämlich die biologische Wertigkeit. Bohnen und Reis liefern eine bessere Eiweißqualität als Rindfleisch oder Milch. Weil sich dann

nun aber das Getreide mit einer Hülsenfrucht kombiniert, dann hat man plötzlich ganz viel Lysin dabei. Das liefert die Hülsenfrucht nämlich. Und der Reis mit Bohnen taugt dem Körper dann sehr wohl als Baustoff für Jugend, Vitalität und Gesundheit.

Die Zahlen der Forscher

Weil der Wissenschaftler alles an Zahlen festmacht, hat er also dem Ei eine 100 gegeben – quasi als wertvollstes Einzeleiweiß. Und damit vergleicht er dann andere Lebensmittel und Lebensmittelkombinationen. Das heißt mit Ei-Eiweiß erzeugt Ihr Körper die meiste Menge an eigenem Eiweiß. Experten messen also die Qualität der Eiweißquelle als Biologische Wertigkeit (BW). Ei-Eiweiß ist mit das Verhältnis der Aminosäuren so ändert, dass der Körper mehr mit ihnen anfangen kann – ja sogar mehr als mit dem Ei. Durch Kombination von tierischem mit pflanzlichem Eiweiß (Kartoffeln mit Ei) oder von Getreide mit Hülsenfrüchten (Reis mit Bohnen) steigt die BW über hundert an. Gemeinsam sind sie stark. Deswegen isst man hierzulande Kartoffeln mit Quark oder Ei. In Mexiko Bohnen zum Maisfladen. In Afrika Hirse zum Fisch, im Orient Lamm zum Cous-Cous.

Der Blick auf die Eiweißdose

Ein gutes Eiweißpräparat besteht also nicht nur aus Molke oder aus Milch oder aus Hühnerei oder aus Soja. Die Aminosäuren müssen optimiert sein. Also mixt der Hersteller mehrere natürliche Eiweißquellen. Gucken Sie vor dem Einkauf eines Eiweißkonzentrates auf alle Fälle auf einen Hinweis: Biologische Wertigkeit. Oder »Chemical Score« (eine amerikanische Berechnungsgrundlage). Gut ist, wenn da eine Zahl über 100 steht. Eine hohe Zahl garantiert: Keine Schlachthofabfälle gemixt mit Molke, sondern ein wertvolles Produkt, das Ihrem Körper all das liefert, was er braucht, um seine Ketten des Lebens aufzufädeln. (Allerdings Vorsicht: eine Biologische Wertigkeit über 140 gibt es nicht. Da muss ich bei manchen amerikanischen Pulvern immer lächeln.)

Biologische Wertigkeit

▶ Hühnerei	100
▶ Thunfisch	92
▶ Schweinefleisch	85
▶ Rindfleisch	80
▶ Geflügel	80
▶ Kuhmilch	72
▶ Sojaprotein	81
▶ Vollkornroggenmehl	78
▶ Kartoffeln	76
▶ Bohnen	72
▶ Mais	72
▶ Reis	66
▶ Vollkornweizenmehl	47
▶ 36 % Ei + 64 % Kartoffeln	136
▶ 75 % Milch + 25 % Weizenmehl	125
▶ 60 % Ei + 40 % Soja	124
▶ 68 % Ei + 32 % Weizen	123
▶ 76 % Ei + 24 % Milch	119
▶ 51 % Milch + 49 % Kartoffeln	114
▶ 88 % Ei + 12 % Mais	114
▶ 52 % Bohnen + 48 % Mais	99

Ein Wort zu Hydrolysaten

Manchmal kann man lesen, dass so genannte Aminosäurehydrolysate besser seien als ein Proteinkonzentrat. Ja: für den Leistungssportler. Nein: für alle anderen. Hydrolysate sind sozusagen vorverdaute Eiweiße, die schneller in den Organismus driften. Wichtig ist, dass ein wertvoller Rohstoff (zum Beispiel Laktalbumin) schonend von Enzymen (nicht von Säure!) klein gespalten wird. Diese kleinen Eiweißbausteine dringen vom Darm dann schneller ins Blut. Gut für einen Leistungssportler, der schnell vor der Belastung oder schnell nach dem Training einen Aminosäureschub braucht. Weil er so insgesamt seine Leistung (in Spuren, das ist

in der Hochleistungsszene wichtig) verbessern kann. Der nimmt dann auch in Kauf, dass das Hydrolysat

► extrem bitter schmeckt und
► sehr teuer ist.

Der Normalmensch, also Sie und ich, der mit Hochleistungsansprüchen im Alltag, der braucht das nicht.

Warum nicht Soja?

Schweinefutter? Ne, ne. Sobald man das Sojaprotein schonend aus den Kohlenhydraten der Bohne isoliert (die uns nur Bauchweh und widrige Winde bescheren), hat man ein 90-prozentiges Eiweiß – ohne Fett. Im Jahr 2002 haben Wissenschaftler der American Heart Society Sojabohnen die Lizenz zum Herzschützer verliehen. Der US-Wissenschaftler Anderson durchforstete mit seiner Arbeitsgruppe an der Universität Lexington über 40 Studien und kam zu dem Ergebnis: Wer täglich 47 Gramm Sojaeiweiß isst, senkt sein LDL-Cholesterin um 12,9 Prozent. Wer hohe Cholesterinwerte hat, dem reichen sogar schon 25 Gramm, um die Blutfette zu senken. Ohne Nebenwirkungen. (Sie erinnern sich sicher an die Horrormeldungen über den Cholesterinsenker Lipobay?).

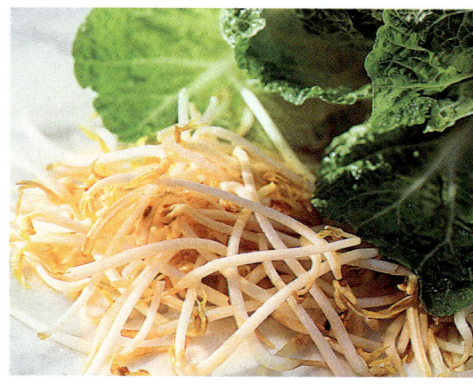

Soja schützt mit einer ganzen Armee Sekundärer Pflanzenstoffe vor Herzinfarkt und Krebs

Eigentlich eine Multi-Medizin

▶ In der Sojabohne stecken alle essenziellen Aminosäuren, Baustoffe für Muskeln, Schlankhormone, Enzyme und Immunzellen. Und viel davon. Soja liegt an der Spitze der eiweißhaltigen Lebensmittel, vor Käse, Getreide, Fisch und Fleisch.

▶ Soja hält das Blut flüssig und schützt vor Herzkrankheiten, Phytosterine aus der Bohne senken hohe Blutfettwerte und blockieren die Aufnahme von Cholesterin aus dem Darm in die Blutbahn. Isoflavone recyceln Vitamine, machen aus gebraucht neu.

▶ Zudem binden Soja-Stoffe Enzyme, die Kohlenhydrate abbauen. Das senkt das Insulin im Blut, hilft beim Abnehmen und schützt vor Diabetes.

▶ Und Soja schützt vor Krebs, mit einer ganzen Armee sekundärer Pflanzenstoffe. Soja senkt das Brustkrebsrisiko um die Hälfte. Wer täglich Sojaprodukte isst, schützt sich auch vor Lungen-, Magen-, Darm- und Prostatakrebs. Japaner tun das.

▶ Phytohormone aus Sojabohnen stimulieren den Knochenaufbau und schützen vor Osteoporose im Alter. Die pflanzlichen Hormone Genistein und Dadzein sind der Grund, warum Asiatinnen erst viel später in die Wechseljahre kommen und warum sie seltener unter Hitzewallungen leiden.

Aus all diesen Gründen finde ich: Sojaeiweiß passt in den Fitness-Drink.

Fit mit einzelnen Aminosäuren?

Ein Arzt kann gezielt Aminosäuren einsetzen, um im Körper die Produktion von Nervenbotenstoffen – also Neurotransmittern – im Gehirn anzuregen. Die wiederum kurbeln die Produktion bestimmter Hormone an, die Sie wach machen, die Sie jung halten, die Depressionen vertreiben. Nur muss man diese Aminosäuren in einem gewissen Abstand von einer Mahlzeit einnehmen, damit ihnen genügend Transportschiffchen im Darm zur Verfügung stehen. Sonst tröpfeln sie langsam und einzeln in den Stoffwechsel und lösen gar nichts aus.

▶ Mit Hilfe von Aminosäuren kann man – wenn man es kann! – die Produktion vom wichtigsten Forever-Young-Hormon, dem Wachstumshormon, anregen.

▶ Man kann Serotonin locken, das Molekül, das euphorisiert und den Körper in ein Wohlgefühl taucht. Zufrieden macht – und den Appetit bremst.

▶ Und man kann wach werden. Manager wissen das. Sie nehmen in Stresssituationen auf nüchternen Magen (drei Stunden nach einer Mahlzeit) einfach eine Aminosäure. Die heißt Tyrosin. Aus Tyrosin macht das Gehirn Dopamin, und daraus entsteht dann das Hormon Noradrenalin – und die beiden machen hellwach und fröhlich.

Die Grenzen der Größe

Enzyme sind aus Eiweiß. Hormone sind aus Eiweiß. Warum kann man wichtige Eiweißgebilde im Körper, wie zum Beispiel das Wachstumshormon (oder auch das Blutzuckerhormon Insulin) oder fettabbauende Enzyme (Lipase), nicht einfach schlucken? Ganz einfach: Eiweißmoleküle werden im Magen und Darm von Enzymen klein gemacht. Und auch, wenn sie der Hersteller in unverdauliche Kapseln steckt, ist das nichts als eine große Mogelpackung. Weil so große Eiweißmoleküle im Darm nicht ins Blut aufgenommen werden, sondern nur einzelne Perlen oder ganz kurze Ketten. Deswegen wird das Wachstumshormon (wie auch das Insulin) in Anti-Aging-Kliniken gespritzt.

Wer braucht wie viel Eiweiß?

Der inaktive Normalmensch, der viel im Sessel sitzt und keinen Stress hat und (noch) gesund ist, braucht laut DGE 0,8 g Eiweiß pro Kilogramm Körpergewicht.

Was sind BCAAs?

Dahinter verbirgt sich der Begriff Branched Chain Amino Acids, also verzweigt-kettige Aminosäuren, die da heißen Leucin, Isoleucin und Valin. Die liebt der Muskel. Während die anderen Aminosäuren zum großen Teil erst mal vom Blut in die Leber kommen und von dort dann je nach Bedarf zu den einzelnen Geweben und Organen, landet von den BCAAs ein Großteil sofort im Muskel. Deswegen sind sie aber nicht besser oder schlechter als andere Aminosäuren – wie häufig glauben gemacht wird. Allerdings gehören sie zu meinen Lieblingen, da sie wegen ihrer auch psychotropen Wirkung die mentale Ausdauer höchst angenehm stimulieren.

▶ Der körperlich Arbeitende und mäßig Sport Treibende braucht 0,9 bis 1,1 Gramm pro Kilogramm Körpergewicht.

▶ Der Verrückte, der Ausdauersportler, der auf der Laufpiste ein paar Eiweißbausteine in Energie umsetzt (pro Marathon etwa 40 Gramm), der braucht 1,2 bis 1,4 Gramm pro Kilogramm Körpergewicht.

▶ Der Bodybuilder, der an der Kraftmaschine rackert, Muskeln zulegt, der nimmt 1,8 Gramm.

Der nennt das übrigens anti-kata-bole Wirkung – übersetzt: das Körpereiweiß nicht abbauend.

▶ Der Kranke (HIV, Aids, Krebs, nach Operationen, aber auch bei Erkältung) braucht 2,0 bis 2,5 Gramm pro Kilo Körpergewicht für ein funktionierendes Immunsystem und eine schnelle Heilung.

▶ Dem Diätler, der sich doch hoffentlich auch noch ein bisschen bewegt, also zum Beispiel früh,

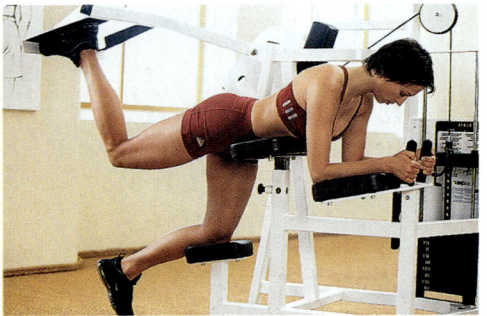

Wer an Kraftmaschinen rackert, braucht mehr Eiweiß für Muskeln

mittags und abends, wird 2,0 bis 2,5 Gramm pro Kilo Körpergewicht empfohlen.

▶ Und als Schlusspunkt eine kleine wissenschaftliche Anmerkung: auch bis 4 Gramm pro Kilo nimmt der geforderte Muskel linear-proportional das angebotene Eiweiß auf. Dieses Wissen hilft mir beim Hawaii-Triathlon …

Aus der Praxis: Das Geheimnis des Siegers heißt 35

Von wegen »Oldie«. Acht Mal siegte Jürgen Zäck in einem der härtesten Wettkämpfe, die es gibt, dem Ironman. Im Alter von 37 Jahren zählte er zu den erfolgreichsten deutschen Langdistanz-triathleten. Wie er das geschafft hat – in einer Meute zäher Twens? Nur mit diszipliniertem Training? Nicht ganz, aber ganz einfach: Er stockte seine tägliche Eiweiß-dosis von 20 (die DGE empfiehlt: 15) auf fast 35 Prozent auf. Das berichtete er in einem Interview im amerikanischen *Triathlete* 1997.

Der beste Rat: Lassen Sie messen

Die Zahlen oben sind natürlich genauso wahr wie die Werksangabe für den Benzinverbrauch in dem Büchlein zu Ihrem Auto. Wie viel Liter Benzin Ihr Auto auf 100 Kilometern verbraucht, müssen Sie messen. An der Tankstelle. Und das Gleiche gilt für Eiweiß. Sie müssen messen lassen, im Blut. Und Sie werden sich wundern, dass Sie eindeutig wenig oder zu wenig haben.

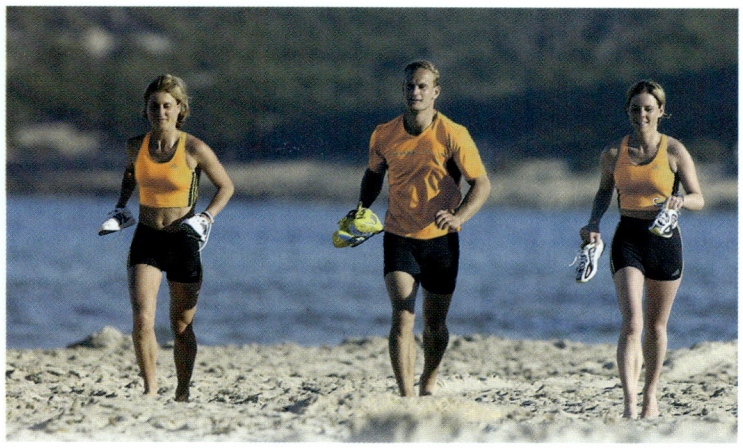

Für Leistungssportler gilt: weniger Körperfett, mehr Muskeln, mehr Ausdauer. Kriegt man durch viel Eiweiß und wenig Kohlenhydrate

Gefährliche drei Gramm!

Summa summarum aß Jürgen Zäck »gefährliche« 3 Gramm pro Kilo Wettkampfgewicht. Das hat natürlich Nebenwirkungen: Erkältungen und andere Zipperlein kennt er plötzlich nur noch vom Hörensagen. Komisch, nicht? Denn normalerweise ist das Immunsystem von Leistungssportlern durch das anstrengende Training stark angegriffen. Zäck: »*Seit meiner Jugend litt ich 5- bis 10-mal jährlich an Erkältung.*« Warum macht Eiweiß zum Siegertypen? Der Ironman: »*Protein liefert mir das Rohmaterial für das Immunsystem – und meine Muskeln erholen sich schneller.*«

Das zweite Geheimnis des Siegers heißt 8

Zwischen Gewinnern oder Verlierern liegen unter den Langstreckenläufern nur zwei oder drei Pfund Gewichtsunterschied. Oberflächlich betrachtet. Denn entscheidend ist der Körperfettanteil. Weniger Körperfett, mehr Muskeln, mehr Ausdauer. Jürgen Zäck hatte einen Körperfettanteil von 8 Prozent. Um das zu erreichen, erhöhte er nicht nur den Eiweißanteil in seiner Nahrung.

Und dann nur noch GLYX niedrig

Jürgen Zäck senkte gleichzeitig die Kohlenhydrate von 60 auf 45 Prozent (die DGE rät den Normal-

Profi-Tipp:
Auf in den Kampf

… und wenn's dann ernst wird? Wenn sein großer Tag, sein Wettkampf auf Hawaii naht? Dann wird es interessant – und wir lernen: Vier Tage vorher entleert er seinen Kohlenhydratspeicher in der Muskulatur durch Leichttraining, 50 Prozent Eiweiß, und nur 25 Prozent Kohlenhydrate. Und am entscheidenden Tag vor dem Wettkampf übernehmen Kohlenhydrate den Löwenanteil in seiner Nahrung. Das Verhältnis: 60 Prozent Kohlenhydrate, 25 Prozent Proteine und 15 Prozent Fett. Man nennt das Superkompensation. Überschießendes Auffüllen der vorher möglichst völlig entleerten Kohlenhydratspeicher. Diese 1-Tages-Formel der Sieger ist leider nichts für den Alltag. Aber interessant ist es schon, wie wichtig Ernährung für Ausdauer-Höchstleistung ist.

menschen, den Nichtsportlern: 55). Er reduzierte die Kohlenhydrate nicht nur, sondern verbesserte sie auch. Zäck setzte schon damals, 1997, auf Lebensmittel mit niedrigem glykämischen Index (den GLYX also). Die locken nur wenig Insulin ins Blut. Sie wissen schon, das Fettspeicher- und Heißhungerhormon. Am liebsten aß Jürgen Zäck Pasta und viele Erdbeeren, berichtete er dem *Triathlete*. Fruchtsäfte und einfachen Zucker und Stärke (Süßes, Weißmehl, Kartoffeln) mied er – denn die sponsern direkt seine Fettdepots.

Fett ist jedem Ironman wichtig. Aber nur hochwertiges Fett. Es macht 20 Prozent seiner Nahrung aus. Vor allem Fisch und Leinöl. Das liefert wertvolle Fettsäuren, nämlich Omega-3-Fettsäuren, und die kurbeln die Fettverbrennung an. Außerdem machen sie gute Laune, weil sie das Glückshormon Serotonin locken – Adieu, verbiestertes Training.

Übrigens: Vier Monate nach diesem Interview wurde Jürgen Zäck triumphaler Vize-Weltmeister auf Hawaii.
Ich war dabei – und hab von ihm gelernt. Die Praxis ist so unendlich wertvoller als alle Ernährungstheorie …

Zum Glück gibt's Aminosäuren

Aus Aminosäuren, den Bausteinen des Lebens, ist Eiweiß aufgebaut – also Haut, Knochen, Gelenke, Enzyme, Hormone, Muskeln, Immunsystem und Blut. Übrigens auch Haare und Fingernägel! Und Aminosäuren sind Medizin. Sie stärken das Immunsystem, schützen das Herz, halten das Gehirn fit und machen gute Laune.

19 Perlen für die Gesundheit

Alanin dient als Zucker fürs Gehirn

Das ist die Aminosäure, die der Körper sich holt, wenn er aus Muskeln Zucker (Glukose) baut. Damit der Blutzuckerspiegel nicht sinkt und dem Gehirn der Zucker ausgeht. Den Muskelabbau kann man verhindern, indem man genug Eiweiß aufnimmt. Etwa vor oder bei langen Radausflügen oder 6-Stunden-Sitzungen im Büro. Und ausreichend Kohlenhydrate – aus viel Obst und Gemüse, und kleinen Beilagen mit Vollkornprodukten.

▶ *Natürliche Quellen: Mais, Rindfleisch, Eiklar, Reis, Molke, Soja, Hafer.*

Arginin für mehr Imunpower

Diese Aminosäure setzt man in der Intensivstation ein. Man gibt dem Patienten ein paar Tage lang nach der Operation 17 Gramm Arginin. Das Immunsystem arbeitet besser, Wunden heilen schneller, der Patient verliert nicht so viel Muskelmasse. In der Medizin wird es auch zur begleitenden Therapie bei Bluthochdruck und Angina Pectoris (Herzschmerzen) eingesetzt. Arginin schützt vor Arteriosklerose und senkt den Cholesterinspiegel. Außerdem

Mais versorgt mit Alanin gegen Muskelabbau und mit Cystein gegen Stress

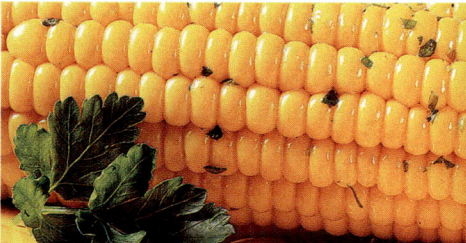

verhilft Arginin über das Wundermolekül NO zur Erektion. Ausdauernd! In Kombination mit Glycin und Glutaminsäure lindert Alanin Prostatabeschwerden.

▶ *Natürliche Quellen: Nüsse, Fleisch, Fisch, Soja, Weizenkeime, Naturreis, Hafer.*

Asparaginsäure hilft der Leber beim Entgiften

Brauchen Sie für ein funktionierendes Immunsystem. Außerdem bastelt der Körper mit ihrer Hilfe RNS und DNS, die beiden Träger der Erbinformation. Im Energiestoffwechsel wirkt sie mit bei der Speicherung von Glukose in Glykogen und bei der Gewinnung von Energie aus Kohlenhydraten. Also nachts am Schreibtisch. Asparaginsäure unterstützt die Leber bei der Entgiftung von Ammoniak. Also einem Abbauprodukt von Eiweiß. Deswegen ist die Asparaginsäure in einem guten Eiweißpräparat auch enthalten.

▶ *Natürliche Quellen: Kartoffeln, Kokosnuss, Ei, Fleisch, Apfelsaft.*

Cystein: Schutzschild gegen Stress

Aus diesem Eiweißbaustein baut Ihr Körper Glutathion. Unser wichtigstes Schutzschild des Immunsystems gegen freie Radikale. Lebenswichtiges Wissen für HIV-Positive. Diese aggressiven Substanzen zerstören Zellen – auch die zarten Nervenstrukturen im Gehirn oder das Immunsystem. Stress bombardiert Körper und Gehirn mit freien Radikalen. Und darum schützt ein hoher Eiweißspiegel auch vor Stress. Cystein brauchen wir für wachsende Haare (ein Beispiel aus dem Leben: 8 mm pro Woche) und gesunde Haut. Für die Bildung von Insulin und Verdauungsenzymen. Cystein enthält Schwefel, der dabei hilft, Schwermetalle wie Cadmium – geht jeden Raucher an! – und

---

Was der Arzt im Blut feststellen kann

Sie leiden unter einem Chronischen Müdigkeitssyndrom. Sieht der Arzt, wenn er einen Blick auf Ihr Blut wirft. Dann haben Sie nämlich weniger Tryptophan und Carnitin im Blut. Sie leiden unter einer chronischen Bronchitis – dann haben Sie weniger Leucin und Lysin im Blut, dafür zum Beispiel mehr Glutamin und Cystein. Bei Leberkrebs fallen unter anderem die Werte Alanin und Glutamin ab. Sie sehen also: Die Aminosäuren kann man auch im Blut messen. Und sie sagen sehr viel über den Menschen aus – ob er fit ist oder müde, ob er krank ist oder gesund.

Quecksilber – auch noch Amalgam im Mund! – unschädlich zu machen.
▸ *Tipp: Viel Cystein steckt in Ei, Hafer, Mais.*

Glutamin für ein fittes Immunsystem und gute Laune

Glutamin stärkt das Immunsystem und schützt Magen und Darm. Der Körper kann Glutamin zwar selbst herstellen, doch manchmal reicht es nicht aus. So haben Verletzte und Gestresste einen erhöhten Bedarf. Studien zeigen: Tropft Glutamin durchs Infusionsschläuchlein, sinkt die Sterblichkeitsrate nach Operationen. Glutamin gilt auch als Brain-Food. Wenn man eine kohlenhydratarme Diät macht, kann Glutamin als Energiequelle für die Nervenzellen dienen. Dann fühlt man sich besser, ist geistig vitaler, wacher und besserer Laune. Strunz lächelt immer so …
Kennen Sie das: Ein Besuch im Chinarestaurant und schon leiden Sie unter Brechreiz, Schwindel und rasenden Kopfschmerzen. Klar: Die Würze Glutamat vertragen Sie nicht. Weiß jeder. Und warum vertragen Sie sie nicht? Das wissen nur wenige: Weil Sie nicht genug Vitamin B6 im Körper haben. Könnte man messen. Aber wir gehen lieber teuer essen.

▸ *Natürliche Quellen: Getreide, Kartoffeln, Nüsse, Fleisch, Milch, Soja.*

Glycin als natürlicher Appetitzügler

Glycin hält den Körper jung, weil es Bindegewebe aufbaut. Studien zeigen: Glycin erhöht die Aufmerksamkeit, schützt die Zellen, wappnet das Immunsystem, hilft der Leber beim Entgiften. Fehlt dem Körper diese Aminosäure, schlägt er Alarm. Quält mit Heißhunger auf Süßes. Auch darum macht Eiweißmangel dick. Ein Glycinmangel macht ziemlich müde.
▸ *Tipp: Essen Sie alle vier Stunden Eiweiß – ohne Fett, so bekommt Ihr Körper auch ausreichend von dem natürlichen Appetitzügler.*

Histidin sorgt für biologischen Rückenwind

Diese Aminosäure braucht der Körper für den roten Blutfarbstoff Hämoglobin, der Sauerstoff überträgt. Das heißt: Je mehr Histidin, desto leistungsfähiger ist der Mensch – körperlich wie geistig. Histidin reguliert Zellwachstum und Regeneration. Und es entgiftet den Körper von Schwermetallen. Zudem schreibt man Histidin eine positive Wirkung bei Allergien zu und bei rheumatoi-

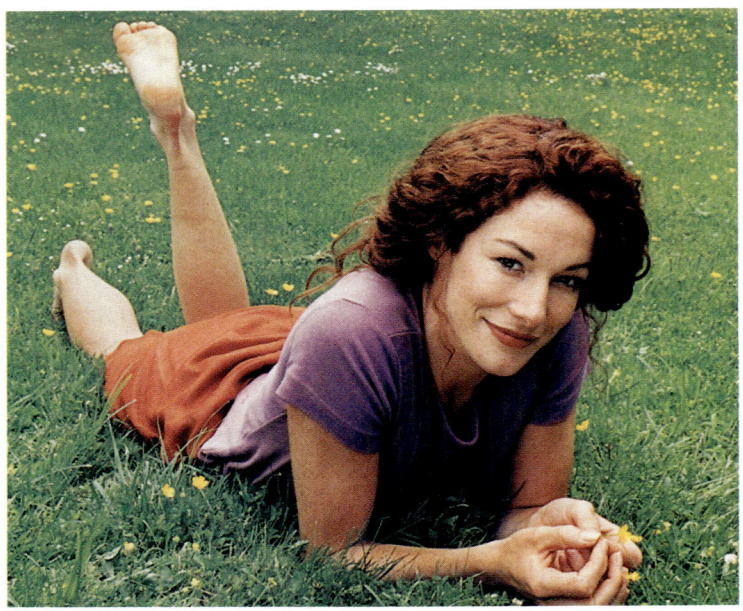

Mit einem Eiweißspiegel von 8 g/dl lässt man sich einfach nicht stressen …

der Arthritis. Ausprobiert und bestätigt.

▶ *Tipp: Viel Histidin steckt in Bananen, Thunfisch, Makrelen, Rindfleisch.*

Isoleucin hält fit im Stress

Isoleucin bildet die Gehirnbotenstoffe, die gegen Stress feien. Diese Aminosäure fördert auch noch die Verwertung anderer Eiweißbausteine aus der Nahrung – vor allem beim Bau von Muskeln. Isoleucin ist wesentlich für die muskuläre Ausdauer. Ein Mangel lässt Muskeln schwinden, macht lustlos und abgeschlagen – auch die mentale Ausdauer sinkt.

▶ *Tipp: Isoleucin ist mit ein Grund, warum Menschen mit einem Ei-*

Die Mischung macht's

In einem guten Eiweißpräparat sind alle drei BCAAs (verzweigt-kettigen Aminosäuren) enthalten: Leuzin, Isoleuzin und Valin. Und zwar in dem ungefähren Verhältnis Leucin: Isoleucin: Valin gleich 2: 1: 2. Fehlt eine, verliert man an Muskelmasse und Ausdauer.

weißspiegel von 8 g/dl keinen Stress kennen. Stau auf der Autobahn? Wichtiger Termin? Mit Isoleucin: Schau schau, ein Stau …

Leucin für mehr Muskeln und mehr Vitalität

Auch Leucin lässt Muskeln wachsen. Die Aminosäure ist wesentlich für muskuläre Ausdauer und körperliche Leistungsfähigkeit. Sie stimuliert die Eiweißsynthese, baut also Muskeln auf – und hält den Blutzucker stabil, sodass dem Gehirn der Zucker nicht ausgeht. Etwa Ihrer Tochter beim Büffeln vor dem Abitur. Ein Mangel schwächt den ganzen Körper.
► *Tipp: Essen Sie deshalb sofort nach dem Training einen Eiweiß-Snack ohne Fett (Hüttenkäse, Joghurt, Geflügel) oder mixen Sie sich einen Eiweißshake.*

Lysin: Der Jungbrunnen unter den Aminosäuren

Als Bestandteil des Kollagens hält Lysin die Haut straff. Und es stärkt die Knochen mit Calcium (hilft gegen Osteoporose!). Ohne Lysin gibt es keine Enzyme, die Krebszellen niederkämpfen. Zudem ist Lysin Teil des Carnitins, des Stoffes, der Fett in die Zellen einschleust und damit die Fettverbrennung überhaupt ermöglicht. Lysin stimuliert die Abwehrkräfte gegen

Viren. Typisches Beispiel: Lippenbläschen treten einfach nicht mehr auf. Und wer unter Antriebslosigkeit, Konzentrationsstörungen und Gedächtnisschwäche leidet, dem hilft Lysin. Diese Aminosäure verhindert gemeinsam mit Prolin die Arteriosklerose – ja hilft sogar dabei, sie zurückzubilden. Lysin und Prolin putzen die Arterien durch und helfen gegen das tödliche genetische Lipoprotein (a). Schützt also vor Schlanganfall und Herzinfarkt. Einen Sondereinsatz hat Lysin in der Behandlung von Herpes.
► *Natürliche Quellen: Milch, Ei, Fleisch, Soja, Kartoffeln, Amaranth, Weizenkeime, Linsen.*

Methionin, das Multi-Schutzschild

Diese schwefelhaltige Aminosäure ist der Ausgangspunkt (!) für jeglichen Eiweißaufbau – sie steckt also in jeder Körperzelle. Die Aminosäure ist selbst Bestandteil des Carnitins, welches Fett in die Zellen transportiert, wo es dann verbrannt wird. Methionin ist wichtig für die Abwehrfunktion der Killerzellen im Blut. Wird in der AIDS-Therapie zum Schutz des Nervensystems eingesetzt. Methionin lindert Stress, unterstützt das wichtige Antioxidanz namens Selen und lindert allergische Beschwerden. Aber Achtung: Einzeldosen von 5 Gramm heben den Homocysteinspiegel im Körper an – ein stärkeres Gefäßgift als Cholesterin.

▸ *Tipp: Methionin nehmen Sie auf, wenn Sie Eier, Fisch, Geflügel, magere Milchprodukte, Soja, Linsen essen.*

Phenylalanin macht glücklich – und satt

Aus dieser Aminosäure baut sich der Körper Glückshormone wie Noradrenalin, ACTH, Dopamin und Endorphine. Wesentlich für die Stimmung des Menschen. Phenylalanin hilft gegen Depressionen und schenkt Selbstvertrauen. Phenylalanin wird übrigens auch in der Schmerztherapie eingesetzt, zum Beispiel bei Arthritis, Rheuma und Muskelschmerzen. Es ist beteiligt an der Bildung vom Pigment Melatonin, was in der Dermatologie eingesetzt wird (Weißfleckenkrankheit). Phenylalanin steigert wie Tyrosin die Gedächnisleistung. Im Darm ist Phenylalanin beteiligt am Aufbau von Cholezystokinin, dem Hormon, das dem Gehirn signalisiert: Satt! Phenylalanin ist also ein natürlicher Appetitzügler. Achtung: Bei der seltenen Stoffwechselkrankheit Phenylketonurie (PKU) darf Phenylalanin nicht

eingenommen werden, da das Enzym fehlt, das diese Aminosäure verstoffwechselt.

▸ *Natürliche Quellen: Phenylalanin steckt in Käse, Fleisch, Fisch, Nüssen, Reis, Ei.*

Prolin, der Herzschutzstoff

Prolin steckt in Ihren Sehnen (Achillessehne des Läufers), Ihren Gelenken, in Ihren Knochen und Ihrem Bindegewebe. Es stabilisiert das Kollagen. Der Muskel zieht Prolin zur Energiegewinnung heran, wenn ihm der Zucker ausgeht. Bei Mangel sackt die Leistung ab. Zusammen mit Lysin beugt Prolin Herzinfarkten vor, weil es die Blutgefäße von Ablagerungen befreit.

▸ *Gute Quellen: Käse, Milch, Weizenkeime.*

Serin für einen fitten Geist

Auch diese Aminosäure spielt eine Rolle bei der Energieversorgung und ist ganz wichtig für das Gehirn und das Nervengewebe. Serin kurbelt die Produktion von Acetylcholin an, dem Botenstoff für ein waches Gehirn, ein besseres Gedächtnis und leichteres Lernen. Hat Ihr Kind Konzentrationsstörungen in der Schule? Lezithin plus Serin!

▸ *Natürliche Quellen: Ei, Käse, Milch, Hafer, Mais.*

Tyrosin macht fröhlich und wach

Die Aminosäure Tyrosin kann sich der Körper aus Phenylalanin herstellen. Wenn genug davon da ist. Tyrosin selbst braucht der Körper für die Bildung von Blutkörperchen und damit wichtige Hormondrüsen funktionieren, wie zum Beispiel die Schilddrüse oder die Hirnanhangdrüse. Ihr Stoffwechsel-Tempo, liebe 30 Millionen Mitbürger mit Schilddrüsenproblemen, ist also direkt abhängig von diesem einen Baustein. (Gerade gelesen: Eine bessere Schilddrüsenvorsorge in Deutschland könnte bis zu 80 000 Operationen pro Jahr vermeiden!) Wie Phenylalanin wirkt auch Tyrosin stimmungsaufhellend. Und wird in der Psychatrie gegen Depressionen eingesetzt. Auch gegen Demenz und Alzheimer hilft dieser Eiweißbaustein. Tyrosin steigert die Konzentration und die Leistungsfähigkeit, hemmt den Appetit und hält lange wach.

Taurin macht schlank

Taurin ist auch eine wichtige Aminosäure. Gut für Dicke und Genießer. Denn Taurin verbessert die Fettverbrennung knapp um den Faktor 4. Und Taurin entgiftet die Leber bei toxischer Überlastung (zum Beispiel Alkohol –

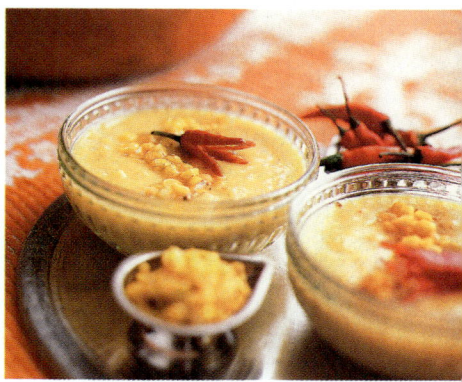

Müde? Dann helfen Linsen. Ihr Lysin macht den Geist hellwach und ihr Methionin füttert die Immunzellen

überlebenswichtig für Politiker). Zudem blockt dieser Eiweißbaustein unangenehme Koffein-Nebenwirkungen, beruhigt also den Puls. Drum ist es ja auch in dem berühmten Flügel-Kult-Getränk. Taurin wird erfolgreich in der Therapie von Herzkrankheiten eingesetzt (zum Beispiel Herzinsuffizienz). Es optimiert den Flüssigkeitshaushalt in der Muskelzelle und schafft die Basis für Muskelaufbau.

▶ *Gute Quellen: Käse, Milch, Erbsen, Ei, Bohnen, Krabben, Muscheln, Fleisch und Leber.*

Threonin stellt die Gefäße weit

Diese Aminosäure brauchen wir für ein funktionierendes Immunsystem, und sie ist wesentlich für

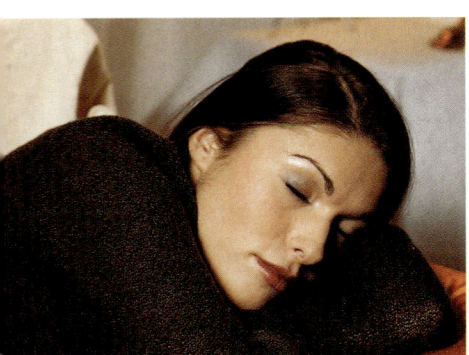

Der Forscher weiß: Hinter Omas Einschlafhilfe »Milch mit Honig« steckt Tryptophan

die Weiterstellung der Blutgefäße und damit für die Durchblutung des Körpers, des Herzens, des Gehirns und der Körpermitte. Ein Mangel bedeutet Impotenz und Müdigkeit bis hin zu Herzbeschwerden. Von zentraler Wichtigkeit – und bei 60 Prozent meiner Patienten zu niedrig!!

▶ *Tipp: Lassen Sie sich doch beim Arzt einmal Ihren Threoninspiegel messen. Gut ist, wenn er zwischen 120 und 188 mg/l liegt.*

Tryptophan, das natürliche Schlafmittel

Tryptophan entspannt und fördert den Schlaf. Denn aus Tryptophan bildet der Körper Serotonin, das Hormon der inneren Ruhe, der Ausgeglichenheit, des Glücks. Wer im Stress ist, unter Angstzuständen oder Schlaflosigkeit leidet, oder wer mit dem Rauchen aufhören will, sollte auf eine Extraportion Tryptophan achten. Bei Mangel drohen Depressionen bis hin zu Psychosen. Und: Tryptophan ist die Schlüsselsubstanz für die Herstellung von Melatonin, des hormonellen Jungbrunnens. Der einen ebenfalls gut schlafen lässt. In den USA nimmt man als Einschlafhilfe 500 mg Tryptophan – wirkt ohne Nebenwirkungen. Gibt es übrigens als einzige Aminosäure vorrätig in jeder Apotheke.

▶ *Gute Quellen: Thunfisch, Geflügel, Milchprodukte, Datteln, Bananen.*

Valin peppt Nerven und Abwehrkräfte auf

Diese Aminosäure braucht der Körper für ein funktionierendes Nervensystem. Valin ist außerdem beteiligt am Aufbau von Hämoglobin, dem roten Blutfarbstoff – dem Boot, das vitalisierenden Sauerstoff zu allen Zellen trägt und welches Marathonbestzeiten ermöglicht. Wichtig zum Aufbau eines aktiven Immunsystems. Und mit den anderen beiden verzweigtkettigen Aminosäuren (BCAAs) unerlässlich für die Bildung von Muskeln – dem Forever-Young-Organ.

▶ *Tipp: Achten Sie auf einen hohen Eiweißspiegel. Messen und alle vier*

Stunden mit einem Häppchen Eiweiß ohne Fett auffüllen.

Das kleine Wunder namens Carnitin

Sie haben einen Zauberstoff in Ihrem Körper. Etwa 20 Gramm davon. Er heißt Carnitin. Und das heißt nichts anderes als Eiweiß. Also dieses Eiweiß namens L-Carnitin steckt in Ihren Muskeln.

So macht sich ein Mangel bemerkbar

Ohne Carnitin funktioniert die Fettverbrennung also nicht. Und die Folgen:

▶ Sie sind müde, weil sie schlecht Energie gewinnen.

▶ Ihr Herz ist schwach. Herzschwäche oder Angina Pectoris auf Grund von Carnitin-Mangel tritt im Alter nicht selten auf. Das Herz ernährt sich nämlich zu 80 Prozent aus Fett.

▶ Fett bleibt auf Hüften und Po liegen, man nimmt nur gaaaaanz langsaaaam ab.

▶ Und Muskelmasse schwindet. Denn um Carnitin zu gewinnen, baut der Körper Muskeln ab. Um ein Gramm L-Carnitin herzustellen, baut er 30 Gramm Muskeln ab. Und das wollen Sie nicht. Sie wissen: Nur im Muskel wird Fett verbrannt.

Und Muskeln verbrennen Fett. Und dafür brauchen sie L-Carnitin. Unbedingt! Dieser Stoff ist das Transportschiffchen, das die Fettmoleküle in die Öfchen der Muskelzelle (Mitochondrien) zur Verbrennung transportiert. Carnitin ist also ein wichtiger Stoff in Ihrem Energiestoffwechsel, tätig im Fettabbau.

Und es kann noch mehr

Neue Studien aus Genf und den USA zeigen auch: L-Carnitin hält die Fettzelle dazu an, ihr Fett rauszurücken. Es kurbelt die Mobilisation von Fett aus der Hüfte an. An den Problemzonen … wenn Sie wüssten, wie viel früheres Leid und heutiges Glück hinter dieser Bemerkung steckt!

An Mäusen hat man festgestellt: Setzt man sie auf Carnitin-Diät, bauen Sie Fett ab – und Muskeln auf. Eine Sensation. Zurzeit laufen zwei Studien in den USA an übergewichtigen Menschen, um nachzuweisen, dass Carnitin auch wirklich Muskeln beschert.

Also: L-Carnitin sagt zur Fettzelle: her mit dem Fett, transportiert es weiter an den Muskel zur Verbrennung – und sorgt (wenn die Studien das für den Menschen bestätigen) auch noch dafür, dass wir während der Diät mehr von den Fettverbrennungsöfchen namens

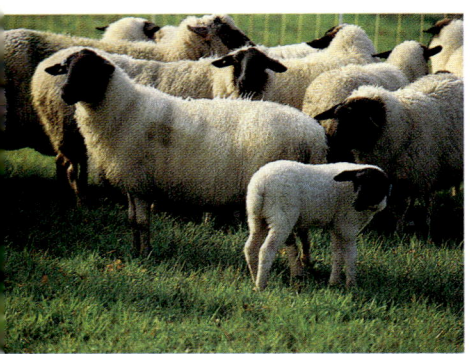

Carnitin-Quelle der Natur: Schaffleisch. Auch Rind und Schwein liefern den Stoff, der die Muskeln schützt

also laufen und Kalorien reduzieren, dann erhöht Carnitin die Fettverbrennung etwa um 25–30 Prozent. Die deutschen Forscher Lutzt und Fischer gaben 100 Übergewichtigen weißes Pulver ohne Carnitin und weißes Pulver mit Carnitin. Die Gruppe mit dem Carnitin-Eiweiß nahm um 25 Prozent mehr Fett ab.

Und die Universität Leipzig hat das auch ganz genau nachgemessen. Sie stellten fest, dass die Einnahme von 3 Gramm Carnitin über 10 Tage hinweg die CO_2-Aussscheidung in der Atemluft signifikant steigert. Und was ist CO_2? Kohlendioxyd. Und der Nachweis, dass der Körper Fett verbrennt.

Muskeln aufbauen. Wenn das nicht wirklich eine Sensation ist.

Carnitin – und schon wird man schlank?

Nun denken Sie, dann nehm ich einfach nur Carnitin und schon schwinden die Pfunde. Damit wird auch ganz gerne Werbung gemacht. Sorry, funktioniert nicht. Das zeigen Studien. Und das sagt auch der ganz normale Menschenverstand – das, was wir in der Schule gelernt haben: Energie vergeht nicht. Wenn Sie weiter Kaiserschmarrn und Wurst essen, macht Carnitin nur eines schlank: Ihren Geldbeutel.

Carnitin plus Diät funktioniert

Aber, und nun die frohe Nachricht: Wenn Sie eine Diät machen,

Carnitin-Quellen

Also der Körper stellt sein Carnitin selbst her – und es steckt im Essen. Im Muskel von Tieren. Weshalb Vegetarier meist Carnitin-Mangel haben. Kann man messen. Tu ich jeden Tag. Interessiert mich. Ich bin nämlich Wissenschaftler mit Leib und Seele – seit 30 Jahren. Am meisten Carnitin liefert Schaffleisch, gefolgt von Rind und Schwein. Milchprodukte, Eier, Vollkornprodukte, Obst und Gemüse enthalten nur wenig.

Der Muskelschutz

Wir wissen zwar noch nicht 100-prozentig, ob Carnitin während einer Diät auch die Fähigkeit hat, Muskelmasse aufzubauen. Das tut es bei Mäusen. Ob das beim Menschen auch der Fall ist, da müssen wir noch die Studienergebnisse aus den USA abwarten. Aber wir wissen mit Sicherheit, dass L-Carnitin die Muskeln während der Diät vor Abbau schützt. Denn wenn genug Carnitin über den Tag hinweg aufgenommen wird, braucht der Körper nicht seine Muskeln anzugreifen, um genug Carnitin zu produzieren, das die vielen aus Hüfte und Po freiwerdenden Fettsäuren in die Verbrennungsöfchen zum Muskel bringt. Übrigens: Eine wunderbare Nebenwirkung von Carnitin ist, dass es den Muskelkater verhindern hilft. Und das ist bewiesen.

Wie viel Carnitin ist genug?

▶ Wenn Sie ganz normal Ihren Tagesbedarf decken wollen, brauchen Sie nicht mehr als 250 bis 500 Milligramm pro Tag. Das bringt in der Regel eine ausgewogene Ernährung.

▶ Wenn Sie abnehmen, sollten Sie täglich ein bis zwei Gramm über den Tag verteilt einnehmen. Das fördert den Fettabbau. Idealerweise steckt Carnitin gleich im Eiweißpulver. Das garantiert eine regelmäßige Aufnahme in der richtigen Dosierung.

▶ Drei Gramm pro Tag über einen gewissen Zeitraum hinweg verschreibt der Arzt zur Senkung von Blutfettwerten, bei Herzerkrankungen und Diabetes. Und Leistungssportler profitieren von Carnitin, weil es die Regenerationszeit verkürzt. Deutlich. Hatte ich früher meinen Sportlern nicht geglaubt – bis ich es selbst probiert habe –, nach dem Ultraman, dem 3-Tage-Triathlon auf Hawaii.

▶ Und drei Gramm täglich für vier Wochen nehmen Sie, wenn Sie endlich Ihre Problemzonen loswerden wollen, die Sie auch nach monatelangen Fettverbrennungsläufen immer noch jeden Morgen vor dem Spiegel begrüßen.

Prost Gesundheit!

Fitnesswoche: Abnehmen mit Eiweiß-Drinks

»Vital Fatburning« heißt die Methode, mit der Sie Ihren Körper in eine Fettverbrennungsmaschine verwandeln. Unsere Fitness-Drinks helfen beim Fettwegschmelzen. Ein Pfund bis ein Kilo können Sie jeden Tag verlieren, wenn Sie Ihre körpereigene Fettverbrennung anregen: mit Bewegung, Eiweiß und Vitalstoffen. Nur weil diese drei Dinge fehlen, leidet heute jeder Zweite unter Übergewicht. Im Sessel geht gar nichts – jedenfalls bei 95 Prozent der Menschen. Es gibt keine Diät, die Ihnen langfristig beim Abnehmen hilft. Im

Die einzige Diät, die ewig hält: Schlüpfen Sie in die Laufschuhe

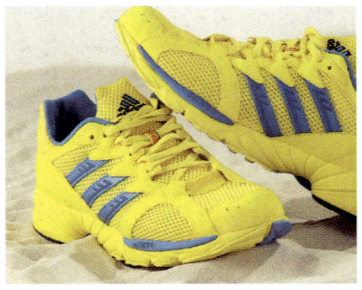

Gegenteil: Wenn Sie hungern, greift der Körper die Muskeln an, verzehrt das einzige Organ, das in nennenswertem Maße Fett verbrennt. Doch das können Sie verhindern: durch Bewegung bei optimalem Fettverbrennungspuls. Es genügt schon, wenn Sie täglich 30 Minuten laufen oder mit Nordic-Walkingstöcken walken – mit Ihrem individuellen Wohlfühlpuls, der Sie auch Stunden laufen lassen würde. Und sich gezielt Eiweiß zuführen, am besten durch Carnitin-Eiweiß-Shakes. Eiweiß wirkt antikatabol: Es verhindert, dass der Körper Muskelmasse abbaut. Und Eiweiß sorgt dafür, dass Fett aus den Zellen abgesaugt und verbrannt wird. Auch wichtig: Vitalstoffe, die uns Obst und Gemüse liefern. Wir hätten alle eine höhere Fettstoffwechselrate, wären noch genügend Vitalstoffe in den Lebensmitteln. Beim Stichwort Jod, also Schilddrüse, ist das jedem klar. Aber auch Vitamin C kurbelt die Fettverbrennung an, dazu Vitamin B6, Magnesium, Chrom, Selen: Sie alle wirken sich positiv auf den Energiehaushalt aus.

Kleine Laufschule

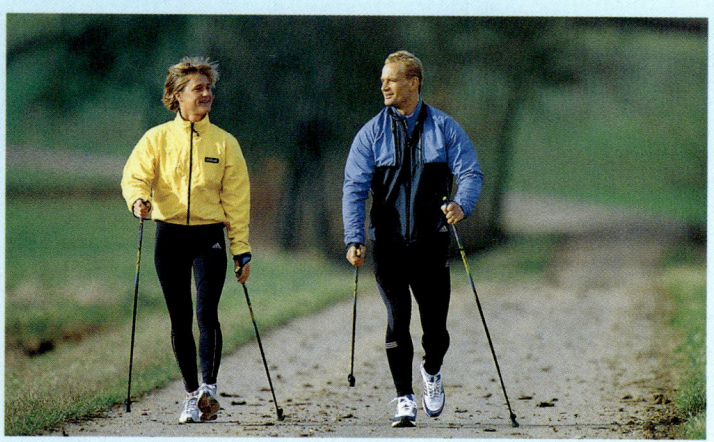

Es ist egal, ob Sie einfach langsam, locker, lächelnd joggen oder mit Nordic-Walking-Stöcken walken. Beides macht Sie zur Fettverbrennungsmaschine. Sie sind noch nie mit Nordic-Walking-Stöcken gelaufen? Dann packen Sie die Stöcke und laufen erst mal los. Lassen Sie Arme und Stöcke auf den ersten Metern erst mal baumeln. Jetzt bewegen Sie die Arme im Gehrhythmus nach vorne. Und zwar so, dass Sie den rechten Arm mit dem linken Bein nach vorne bringen, beziehungsweise den linken Arm mit dem rechten Bein. Dann beginnen Sie die Stöcke einzusetzen. Achten Sie darauf, dass Sie die Stöcke zwischen Daumen und Zeigefinger halten und bei jedem Schritt nach vorne pendeln. Wetten, Sie haben das nach 50 Metern drauf?

Und so kontrollieren Sie Ihren Puls: Achten Sie darauf, dass Sie richtig atmen, wenn Sie loswalken. Atmen Sie über drei Schritte aus und über zwei Schritte wieder ein. Diesen Atemrhythmus nennt man übrigens die 3–2er Atmung. Walken Sie mit dieser Technik fünf Minuten, steigern Sie dabei langsam das Tempo. Aber machen Sie langsam, wenn Sie merken, dass Sie aus der Puste kommen. Dann gucken Sie auf die Pulsuhr. Der Wert, den die Uhr nun zeigt, ist Ihr individueller Wohlfühlpuls für diesen Tag. Ihr optimaler Fatburner-Puls. Wenn Sie laufen, tun Sie das Gleiche – nur häufig genügt hier schon ein 3–3er Atemrhythmus.

Tipp: Ihren Fettverbrennungspulsbereich können Sie auch ganz genau feststellen lassen, beim Sportmediziner mit dem so genannten Laktattest.

Vital Fatburning:
So schmilzt das Fett weg

1. **Vorbereiten:** Kaufen Sie sich ein Paar gute Laufschuhe, eine Puls-Uhr, eventuell Nordic-Walking-Stöcke, Eiweißpulver plus Carnitin, einen Mixer und Vitalstoff-Präparate. Und sprechen Sie vorsichtshalber mit Ihrem Arzt, ob Sie lauf- und diättauglich sind.

2. **Laufen Sie los:** Am besten morgens und abends je 30 Minuten. Oder länger, wenn Sie wollen.

3. **Eiweiß schmilzt Fett:** Trinken Sie täglich vier Fitness-Drinks – wählen Sie aus den Rezepten auf den folgenden Seiten.

4. **Viel trinken:** Jeden Tag drei Liter Mineralwasser. Auch Tee und Gemüsesäfte sind erlaubt. Auf Alkohol sollten Sie verzichten.

5. **Extraportion Vitalstoffe:** Wählen Sie ein gutes Multi-Vitamin/Mineralien-Präparat. Da gibt es nicht viele! Sie erkennen die guten nicht an den Worten, sondern an den hoffentlich hohen Zahlen, den hohen Dosen auf der Verpackung. Das schiebt den Fettstoffwechsel an, füllt leere Vorräte auf, beugt Mangel vor.

6. **Obst satt.** Zusätzlich zu den Obst-Drinks können Sie auch noch Obst pur schlemmen. Verwenden Sie Früchte der Saison – und setzen Sie auch auf Zitrusfrüchte und Exoten.

7. **Gemüse satt.** Machen Sie sich eine Schüssel mit Salat, frischem Gemüse der Saison und zwei Esslöffeln Olivenöl. Trinken Sie täglich ein Glas Gemüsesaft, dem Sie einen Teelöffel Leinöl beigeben. Auch die richtigen Fette helfen beim Pfundeschmelzen.

8. **Gewicht halten:** Wenn Sie genug abgenommen haben, dann laufen Sie täglich 30 Minuten weiter. Erst einen, dann zwei der Eiweiß-Drinks durch Mahlzeiten ersetzen. Sie müssen Ihr Gewicht drei bis sechs Monate halten. Dann haben Sie's geschafft.

Achtung, fertig, shaken …

*Morgens aufstehen, laufen oder walken, dann den Mixer
für die Gesundheit anwerfen: Auf den folgenden Seiten
finden Sie 53 Drinks, die 70 Billionen Körperzellen glücklich
machen – und Ihren Gaumen auch.*

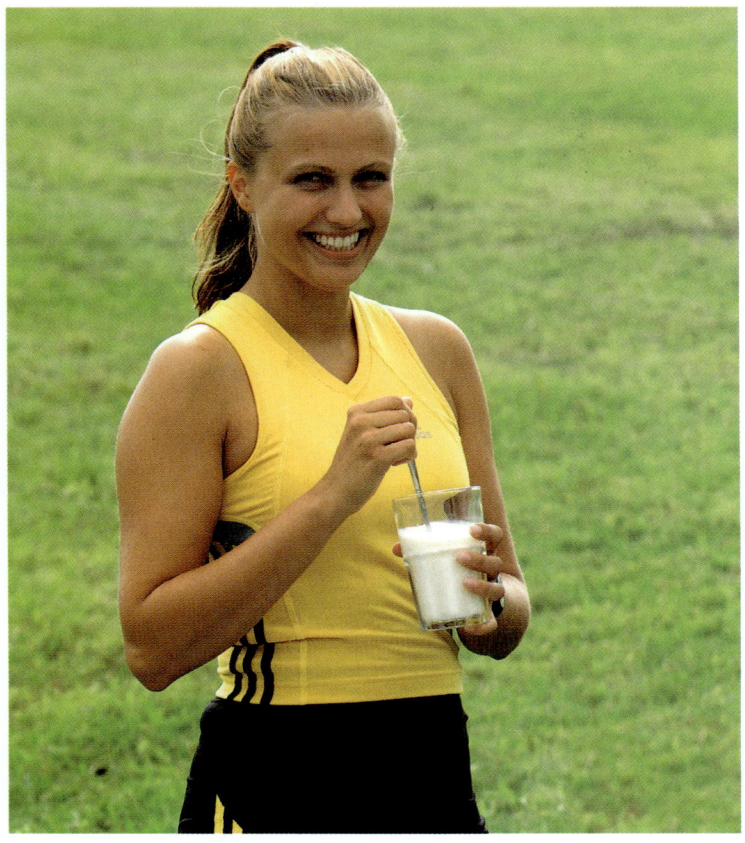

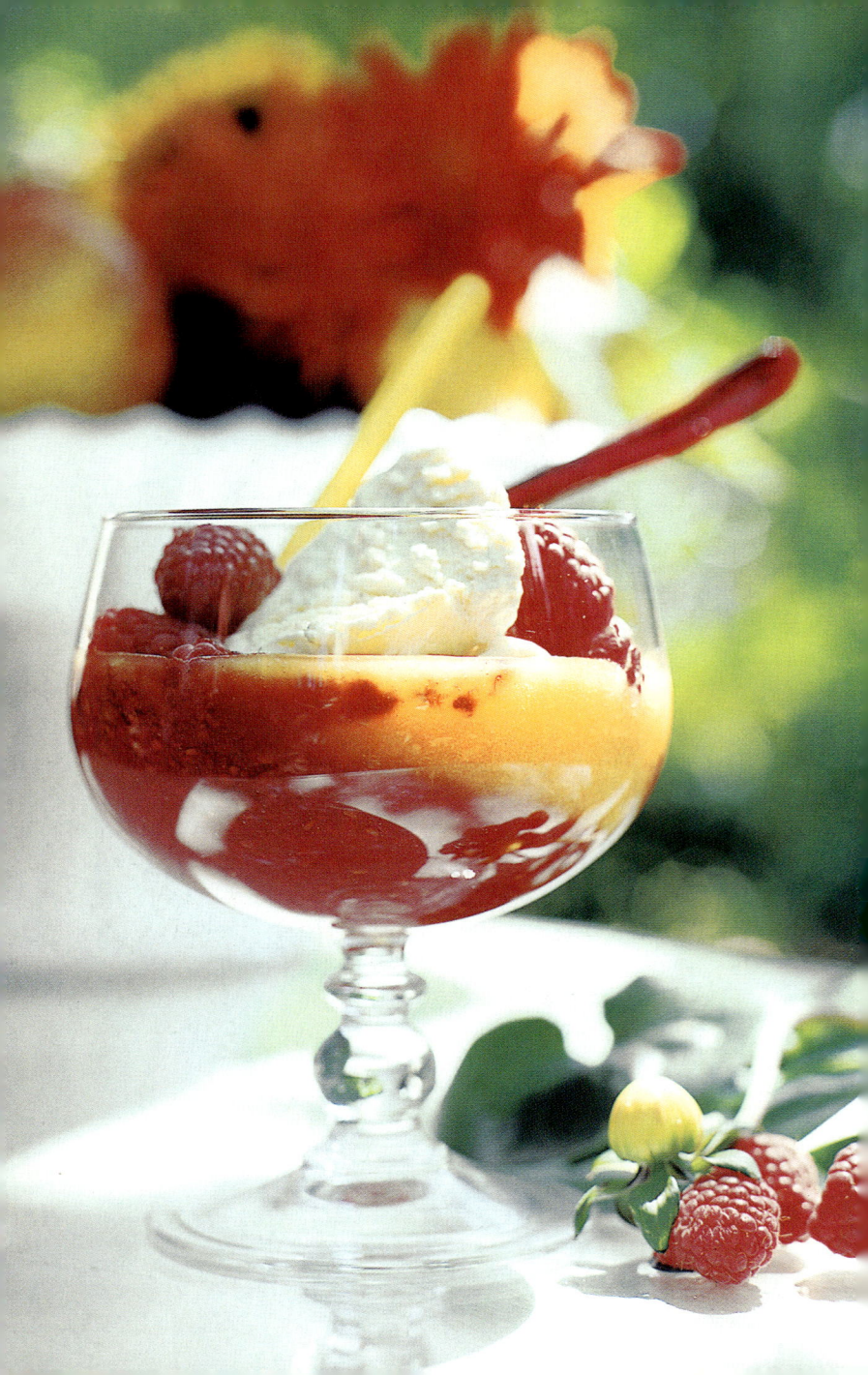

Cooler Becher

Pfirsich-Melba-Shake

Die Himbeeren waschen, verlesen und vier bis fünf schöne Früchte zum Garnieren beiseite legen. Die übrigen Himbeeren mit einem TL Ahornsirup mit Pürierstab oder Mixer fein zerkleinern und in ein großes Kelchglas füllen.

Den Pfirsich überbrühen, abschrecken und die Haut abziehen. Die Frucht halbieren, entsteinen und in Stücke schneiden. Mit dem Zitronensaft, dem übrigen Ahornsirup, dem Eiweißpulver und der Hälfte des Wassers in den Mixer geben. Alles fünfzehn Sekunden kräftig durchmixen, bis das Fruchtfleisch püriert ist.

Das übrige Wasser dazugießen und alles noch zehn Sekunden vermischen. Die Pfirsichmischung vorsichtig über das Himbeerpüree gießen. Die Vanille-Eis-Kugel obendrauf geben und mit den Himbeeren garnieren. Den Drink mit einem Löffel und einem dicken Trinkhalm sofort servieren.

Zutaten für 1 Drink:
- ▶ *80 g frische Himbeeren*
- ▶ *2 TL Ahornsirup*
- ▶ *1 reifer Pfirsich (etwa 100 g)*
- ▶ *2 TL Zitronensaft*
- ▶ *2 EL Eiweißpulver*
- ▶ *100 ml kaltes, kohlensäurearmes Mineralwasser*
- ▶ *1 Vanille-Eis-Kugel*

PFIRSICH

Mit ihrer Fülle an Aromastoffen schmeichelt sich die süße, saftige Steinfrucht bei jedem Gaumen ein. Der Pfirsich betört aber auch die Nerven mit B-Vitaminen, überzeugt die Abwehrkräfte mit Vitamin C und besticht die Knochen mit einer geballten Ladung Calcium.

Grüner Fitness-Cocktail

Kiwi-Avocado-Mix

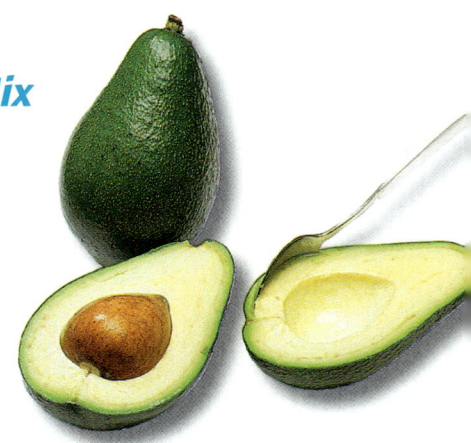

Zutaten für 1 Drink:
- ▶ *1 Stück Avocado (etwa 50 g)*
- ▶ *2 EL Zitronensaft*
- ▶ *1 Kiwi (etwa 120 g)*
- ▶ *1 TL brauner Rohrzucker*
- ▶ *1/8 l kohlensäurearmes Mineralwasser*
- ▶ *2 EL Eiweißpulver*
- ▶ *3 Eiswürfel*

Zum Garnieren:
- ▶ *1 Zitronenmelissezweig*

AVOCADO

Avocado liefert ungesättigte Fettsäuren, die – lebenswichtig wie ein Vitamin – die Haut ölen, Zellwände schmieren, Nerven stärken. Neben edelstem Fett versorgt sie mit wertvollem Eiweiß und ihr wahrer Zauberstoff heißt *Mannoheptulose*, ein einzigartiges Kohlenhydrat, das den Blutzuckerspiegel senkt. Avocadolöffelnd fühlen Sie sich vital, konzentriert, wach. Ihr Vitamin E schützt das Herz.

Die Avocado schälen, das Fruchtfleisch zerkleinern und in den Mixer geben, mit dem Zitronensaft beträufeln.

Von der Kiwi eine schöne Scheibe für die Garnierung abschneiden. Den Rest schälen, grob zerschneiden und zu der Avocado geben. Den Zucker und die Hälfte des Mineralwassers dazugeben. Alles im Mixer fünfzehn Sekunden fein pürieren.

Das Eiweißpulver und das übrige Mineralwasser hinzufügen und nochmals zehn Sekunden gründlich durchmixen.

Die Eiswürfel in ein großes Longdrinkglas geben. Die Mischung darüber gießen. Die Kiwischeibe einschneiden und an den Glasrand stecken. Mit der Zitronenmelisse garnieren.

Das Vitamin-C-Wunder

Zitronen-Kefir

Die Zitrone heiß waschen und trockenreiben, die Schale fein abreiben. Die Zitrone halbieren, eine Scheibe für die Garnierung abschneiden und beiseite legen. Den Zitronensaft auspressen. Zitronensaft und -schale, Fruchtzucker und die Hälfte des Kefirs in den Mixer geben und fünfzehn Sekunden lang gründlich vermischen. Übrigen Kefir und Eiweißpulver hinzufügen und nochmals alles gut vermixen. Eiswürfel in ein hohes Glas geben und mit der Zitronenmischung auffüllen. Die Zitronenscheibe einschneiden und an den Glasrand stecken. Drink mit einem dicken Trinkhalm servieren.

Zutaten für 1 Drink:
- ▶ *1 unbehandelte Zitrone*
- ▶ *2 TL Fruchtzucker*
- ▶ *200 g eiskalter Kefir*
- ▶ *2 EL Eiweißpulver*
- ▶ *3 Eiswürfel*

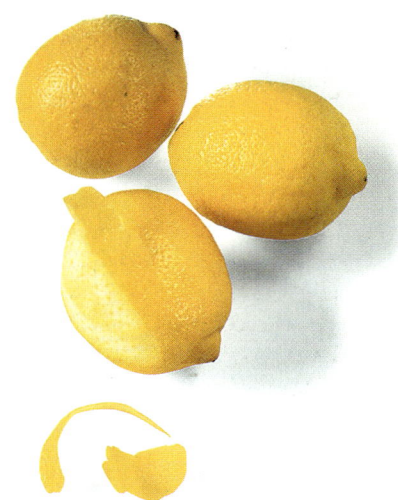

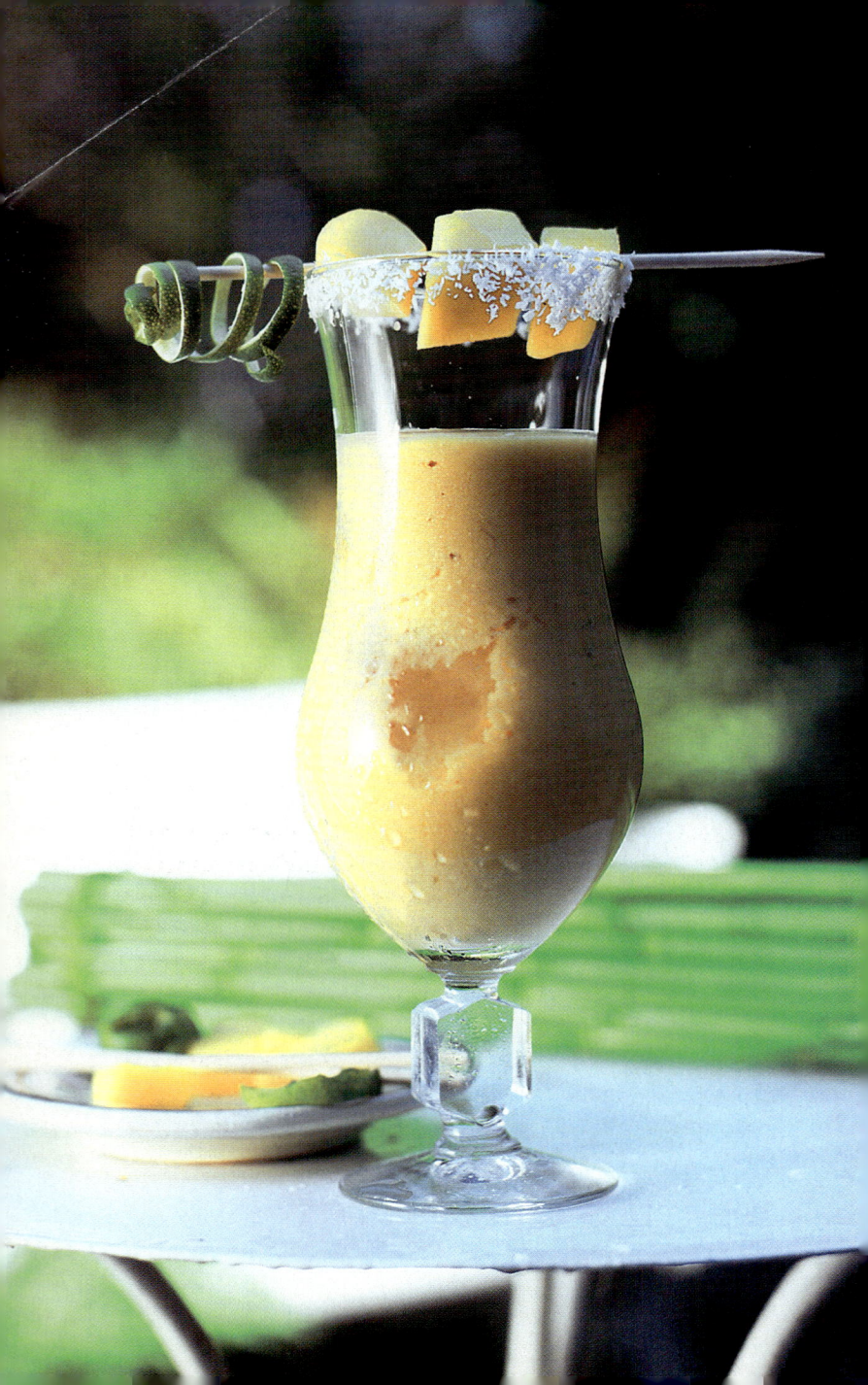

Exoten-Power für die Zellen

Mango-Kokos-Drink

Die Mango schälen und würfeln. Drei schöne Würfel für die Garnierung beiseite legen, den Rest in den Mixer geben.

Von der Limette ein Stück Schale spiralförmig abschälen, beiseite legen. Den Limettensaft auspressen, mit dem Zucker und der Coconut Milk dazugeben. Alles fünfzehn Sekunden kräftig durchmixen. Eiweißpulver und Apfelsaft hinzufügen. Nochmals zehn Sekunden gründlich vermischen.

Ein großes Kelchglas am Rand mit Wasser befeuchten und umgedreht in die Kokosraspel tupfen. Die Eiswürfel hineingeben, den Mixerinhalt darüber gießen. Mangowürfel auf einen Cocktailspieß stecken und über den Glasrand legen. Mit der Limettenschale garnieren. Den Drink mit einem Trinkhalm servieren.

Zutaten für 1 Drink:
- ► *1 Stück Mango (etwa 100 g)*
- ► *1 Limette*
- ► *2 TL brauner Rohrzucker*
- ► *50 g kalte ungesüßte Kokosmilch (Dose)*
- ► *2 EL Eiweißpulver*
- ► *1/8 l kalter naturtrüber Apfelsaft (ohne Zucker)*
- ► *3 Eiswürfel*

Zum Garnieren:
- ► *1–2 EL Kokosraspel*

KOKOSNUSS

Die dicke Mineralstoffbombe (vor allem Magnesium, Eisen, Natrium und Selen) schützt das Herz, beruhigt die Nerven, hegt Magen und Darm. Die Exotin versorgt mit wertvollem Pflanzeneiweiß und ihre Milch ist so wertvoll wie Muttermilch. Ideale Frucht für gestresste Manager: In Südostasien verschreibt man sie gegen Sodbrennen und Gastritis.

Liefert Power-Mineralien

Rhabarber-Frühlingscocktail

Zutaten für 1 Drink:
- ▶ *1 dünne Stange Rhabarber (etwa 100 g)*
- ▶ *4 Erdbeeren (etwa 50 g)*
- ▶ *1 EL Limettensaft*
- ▶ *1 TL Fruchtzucker*
- ▶ *1/8 l kalter roter Traubensaft*
- ▶ *2 EL Eiweißpulver*
- ▶ *1 Messerspitze gemahlener Ingwer*
- ▶ *2 Eiswürfel*

▶ *Variante: Bereiten Sie den Cocktail außerhalb der Saison mit einer Kiwi statt mit Rhabarber zu.*

Den Rhabarber waschen und putzen, die Erdbeeren waschen, entstielen und halbieren. Für die Dekoration vom Rhabarber einen Streifen von etwa 15 cm Länge abschneiden und zusammen mit einer Erdbeerhälfte beiseite legen. Restlichen Rhabarber und Erdbeeren klein schneiden, mit dem Limettensaft, Fruchtzucker und der Hälfte des Traubensaftes in den Mixer geben. Alles gründlich pürieren.

Das Eiweißpulver und den restlichen Saft dazugeben und alles nochmals zehn Sekunden durchmixen. Mit Ingwer abschmecken. In ein großes Glas die Eiswürfel geben und den Drink darüber gießen. Die Erdbeerhälfte etwas einschneiden und an den Glasrand stecken. Den Drink mit der Rhabarberstange zum Umrühren und einem dicken Trinkhalm servieren.

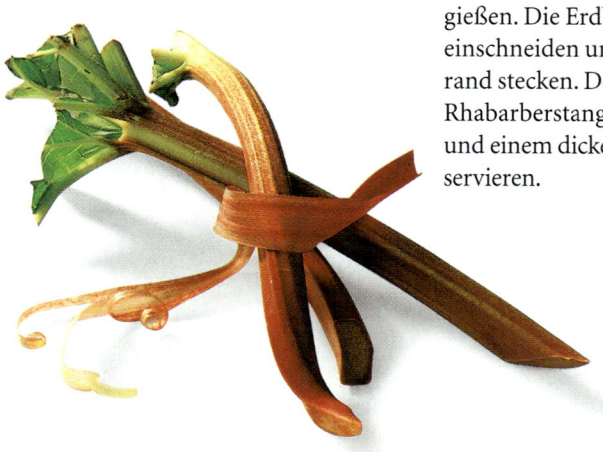

Der Schlank-Drink

Erdbeer-Ananas-Mix

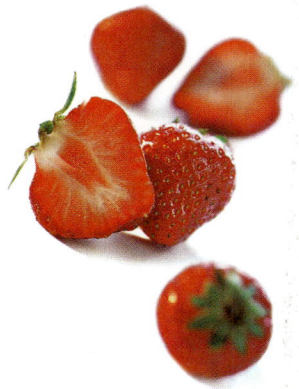

Zutaten für 1 Drink:
- ▶ *6 Erdbeeren (etwa 75 g)*
- ▶ *2 TL Zitronensaft*
- ▶ *1 TL Akazienhonig*
- ▶ *150 ml kalter Ananassaft*
- ▶ *2 EL Eiweißpulver*

ERDBEEREN

Erdbeeren machen schlank, während man sie isst. Die kleinen roten Fitnesskugeln liefern mehr vom Fatburner-Vitamin C als Zitronen und haben selbst kaum Kalorien: 100 Gramm liefern nur 38 kcal. Mit ihrem Superballaststoff Pektin senken sie den Cholesterinspiegel. Und rund 300 weitere Wirkstoffe machen sie zur köstlichen Medizin: Erdbeeren helfen verdauen, reinigen die Schleimhäute, senken Fieber, entwässern den Körper, kurbeln den Stoffwechsel an und treiben sogar Bakterien in die Flucht.

Die Erdbeeren waschen und für die Garnierung eine schöne Frucht beiseite legen. Die übrigen Erdbeeren entstielen und vierteln. Die Erdbeeren mit Zitronensaft, Honig und der Hälfte des Ananassaftes in den Mixer geben. Alles fünfzehn Sekunden gut durchmixen.

Das Eiweißpulver und den restlichen Saft dazugeben und alles nochmals zehn Sekunden durchmixen.

Die Mischung in ein Longdrinkglas gießen. Für die Garnierung die beiseite gelegte Erdbeere einschneiden und an den Glasrand stecken. Den Drink mit einem Trinkhalm servieren.

Cooler Fit-Drink

Manager-Smoothie

Zutaten für 1 Drink:
- ► *100 g Mango*
- ► *1/4 Papaya*
- ► *1/2 Banane*
- ► *1 TL brauner Rohrzucker*
- ► *100 ml Orangensaft*
- ► *2 EL Limettensaft*
- ► *2 EL Eiweißpulver*
- ► *4 EL gestoßenes Eis*

Die Mango, Papaya und Banane schälen und klein schneiden. In einem Gefrierbeutel im Tiefkühlfach dreißig Minuten anfrieren lassen.

Mit dem Zucker, Orangen- und Limettensaft im Mixer pürieren. Das Eiweißpulver und das Eis dazugeben und nochmals alles durchmixen.

Den Drink in ein gefrostetes Glas gießen. Mit einem dicken Trinkhalm und Löffel servieren.

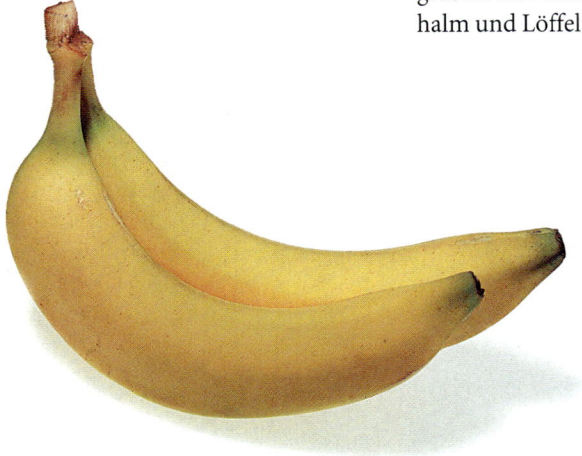

Fröhliche Erfrischung

Weißer Sangria-Cocktail

Von der Orangen- und Zitronenscheibe die Schale entfernen und das Fruchtfleisch klein schneiden. Das Apfelviertel schälen, entkernen und in kleine Stücke schneiden. Den Pfirsich waschen und würfeln. Die vorbereiteten Früchte mit der Hälfte des Traubensafts in den Mixer geben. Alles zusammen fünfzehn Sekunden gründlich pürieren.

Das Eiweißpulver, den Zimt und den übrigen Saft dazugeben. Alles nochmals etwa zehn Sekunden durchmixen.

Die Eiswürfel in ein Bowlenglas geben und die Mischung darauf abgießen. Die Weintrauben waschen, abzupfen und auf einen kleinen Holzspieß stecken, über den Glasrand legen. Den Drink mit einem dicken Trinkhalm servieren.

Zutaten für 1 Drink:
- ► *1 Orangenscheibe*
- ► *1 Zitronenscheibe*
- ► *1/4 säuerlicher Apfel*
- ► *1/4 Pfirsich*
- ► *150 ml kalter weißer Traubensaft*
- ► *2 EL Eiweißpulver*
- ► *2 Prisen Zimt*
- ► *3 Eiswürfel*

Zum Garnieren:
- ► *3 kleine, kernlose Weintrauben*

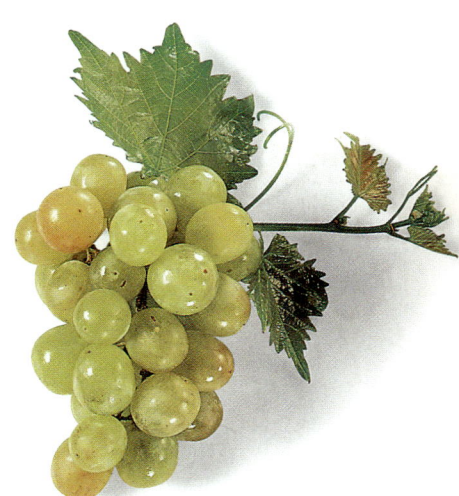

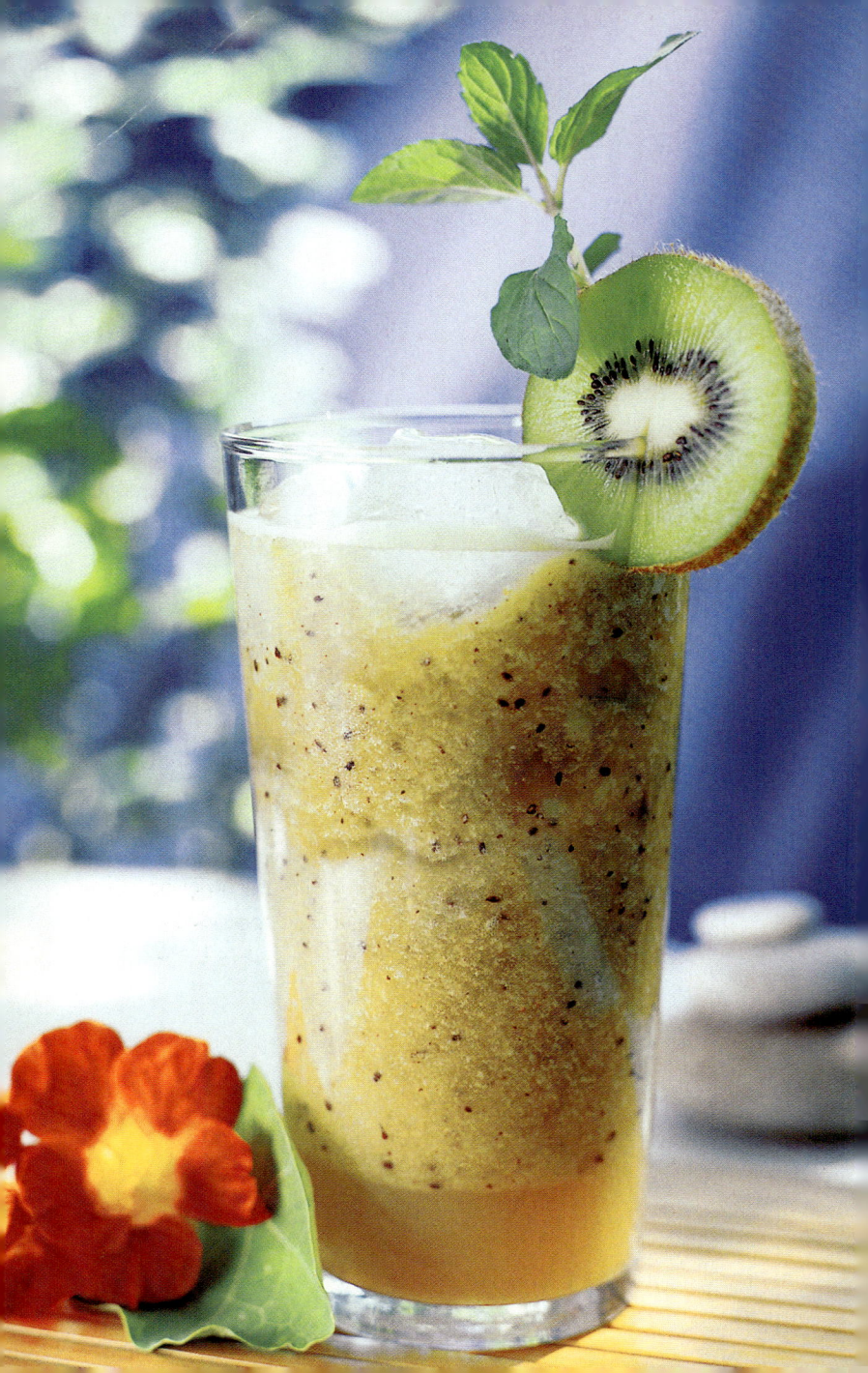

Doping für die Abwehr

Kiwi-Grapefruit-Mint

Von der Kiwi eine schöne Scheibe für die Garnierung beiseite legen. Die übrige Kiwi schälen, würfeln und in den Mixer geben. Ein Minzezweiglein beiseite legen, vom Rest vier Minzeblätter abzupfen und feinstreifig schneiden. Mit Zitronensaft, Ahornsirup und der Hälfte des Grapefruitsaftes zur Kiwi geben. Den Mixer schließen und den Inhalt fünfzehn Sekunden gründlich pürieren.

Eiweißpulver und übrigen Saft hinzufügen. Alles nochmals zehn Sekunden durchmixen.

Die Eiswürfel in ein großes Longdrinkglas geben, die Kiwimischung darüber verteilen. Die Kiwischeibe einschneiden und an den Glasrand stecken. Mit dem Minzezweiglein garnieren. Den Drink mit einem Trinkhalm servieren.

Zutaten für 1 Drink:
- *1 Kiwi (etwa 100 g)*
- *1 Minzezweig*
- *2 TL Zitronensaft*
- *2 TL Ahornsirup*
- *150 ml kalter Grapefruitsaft*
- *2 EL Eiweißpulver*
- *3 Eiswürfel*

KIWI

Die grüne Exotin schlägt Zitrusfrüchte mit ihrem Gehalt an Vitamin C um das Dreifache. Ihr Enzym Acitinidin hilft dem Verdauungssystem Eiweiß zu spalten, auch das kommt unserem Immunsystem zugute (es besteht zu 1,5 Kilo aus Eiweiß). In Kombination mit Grapefruit mixt man sich eine Extraportion Power für die Abwehr.

Power für den Organismus

Cantaloup-Melonen-Cocktail

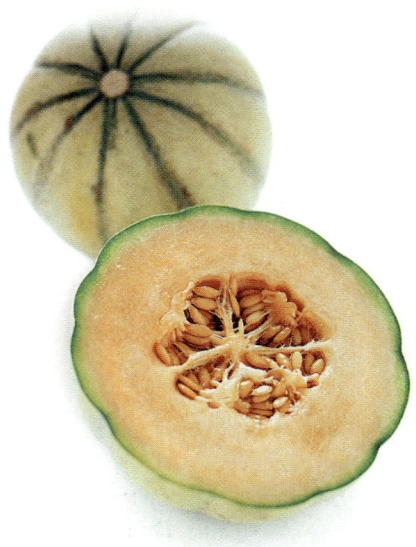

Von der Melone die Kerne mit einem Löffel entfernen und das Fruchtfleisch aus der Schale herauslösen. Ein größeres Fruchtstück abschneiden und zum Dekorieren beiseite legen.

Das restliche Fruchtfleisch klein schneiden und mit dem Zitronensaft, dem ausgekratzten Mark der Vanilleschote und dem Karottensaft im Mixer oder mit dem Pürierstab fein pürieren.

Das Eiweißpulver dazugeben, den Birnensaft angießen und nochmals alles im Mixer gut durchmixen.

Die Eiswürfel in ein großes Glas füllen. Den Drink darüber gießen. Das Melonenstück einschneiden und mit der aufgeschlitzten Vanilleschote an den Glasrand klemmen. Mit einem Trinkhalm servieren.

Zutaten für 1 Drink:
- ▶ *1 Stück Cantaloup-Melone (etwa 200 g)*
- ▶ *2 TL Zitronensaft*
- ▶ *1/2 Vanilleschote*
- ▶ *50 ml Karottensaft*
- ▶ *2 EL Eiweißpulver*
- ▶ *100 ml kalter Birnensaft*
- ▶ *2 Eiswürfel*

Exotischer Schlank-Drink

Ananas-Lassi mit Honig

Die Ananasscheibe schälen, putzen und klein würfeln.

Mit dem Joghurt und Zitronensaft in den Mixer geben und fünfzehn Sekunden lang gründlich pürieren.

Das Eiweißpulver, den Honig und das Mineralwasser hinzufügen und alles nochmals kräftig vermischen.

Den Drink in ein großes Becherglas füllen und mit einem dicken Trinkhalm servieren.

Zutaten für 1 Drink:
- ▶ *1 Scheibe Ananas (etwa 125 g)*
- ▶ *150 g Joghurt (1,5 % Fett)*
- ▶ *1 EL Zitronensaft*
- ▶ *2 EL Eiweißpulver*
- ▶ *1 TL Orangenhonig*
- ▶ *50 ml kaltes Mineralwasser*

ANANAS

Die köstliche Exotin strotzt vor Kalium, Magnesium, Phosphor, Eisen, Kupfer, Zink, Mangan und Jod. All diese Mineralien ackern im Fettstoffwechsel mit. Ihre Hauptaufgabe im Dienst für Power und Fitness: Ihr Enzym Bromealin hilft Eiweiß verdauen. Es sorgt dafür, dass die wichtigen Aminosäuren an ihrem Wirkungsort, der Zelle, ankommen.

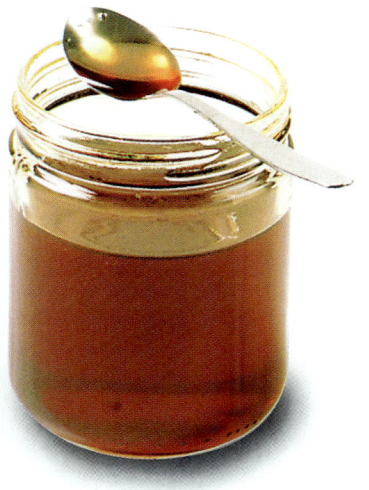

Polstert die Nerven

Brombeer-Dickmilch

Zutaten für 1 Drink:
- ▶ *80 g Brombeeren*
- ▶ *2 TL Birnendicksaft*
- ▶ *1 TL Zitronensaft*
- ▶ *50 ml Sauerkirschsaft*
  (Muttersaft; Reformhaus)
- ▶ *2 EL Eiweißpulver*
- ▶ *100 ml kalte Dickmilch*
- ▶ *2 Eiswürfel*

Zum Garnieren:
- ▶ *2 EL geschlagene Sahne*

BROMBEEREN

Jedes Reh weiß das, ja sogar der Fuchs nascht sie: Die Brombeere liefert Unmengen Pflanzenschutzstoffe, Vitamine und Mineralien, die jung halten, das Immunsystem stärken und die Nerven resistent gegen Stress machen. In der blauen süßen Schatztruhe der Natur stecken zum Beispiel Carotine, Bioflavonoide, Vitamin C, Magnesium und Mangan.

Die Brombeeren waschen und verlesen. Eine Brombeere für die Garnitur beiseite legen. Die übrigen Beeren mit dem Birnendicksaft, Zitronensaft und Sauerkirschsaft in eine Rührschüssel geben und mit dem Pürierstab gut pürieren. Die Fruchtmasse durch ein feines Sieb streichen, damit die Kernchen zurückbleiben.

Die Fruchtmasse in den Mixer füllen, das Eiweißpulver und die Dickmilch hinzufügen und nochmals alles zehn Sekunden kräftig durchmixen.

Die Eiswürfel in ein großes Longdrinkglas geben, die Mischung darauf abgießen und mit der Sahne garnieren. Die Brombeere darauf setzen. Den Drink mit einem dicken Trinkhalm servieren.

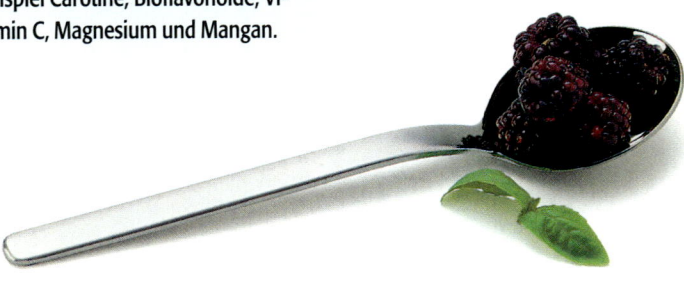

Nussig-feurig

Erdnuss-Soja-Milch

Das Erdnussmus mit Zucker, Limettensaft und ausgepresstem Grapefruitsaft im Mixer bei mittlerer Stufe gründlich verrühren. Eiweißpulver, Sojamilch und Tabasco hinzufügen und nochmals alles kräftig durchmixen. Den Rand eines hohen Glases mit Wasser befeuchten und in die gemahlenen Erdnüsse tauchen. Die Eiswürfel in das Glas geben und den Drink vorsichtig darüber gießen. Mit einem dicken Trinkhalm servieren.

Zutaten für 1 Drink:
- ▸ *1 1/2 TL feines Erdnussmus*
- ▸ *1 TL brauner Rohrzucker*
- ▸ *2 TL Limettensaft*
- ▸ *1 weiße Grapefruit*
- ▸ *2 EL Eiweißpulver*
- ▸ *150 ml kalte Sojamilch*
- ▸ *1–2 Tropfen Tabasco*
- ▸ *1 EL fein geriebene Erdnüsse*
- ▸ *2 Eiswürfel*

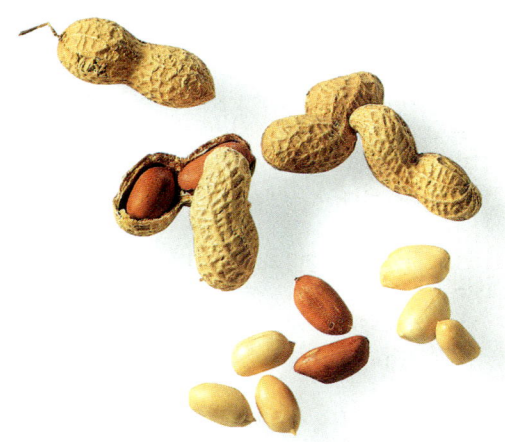

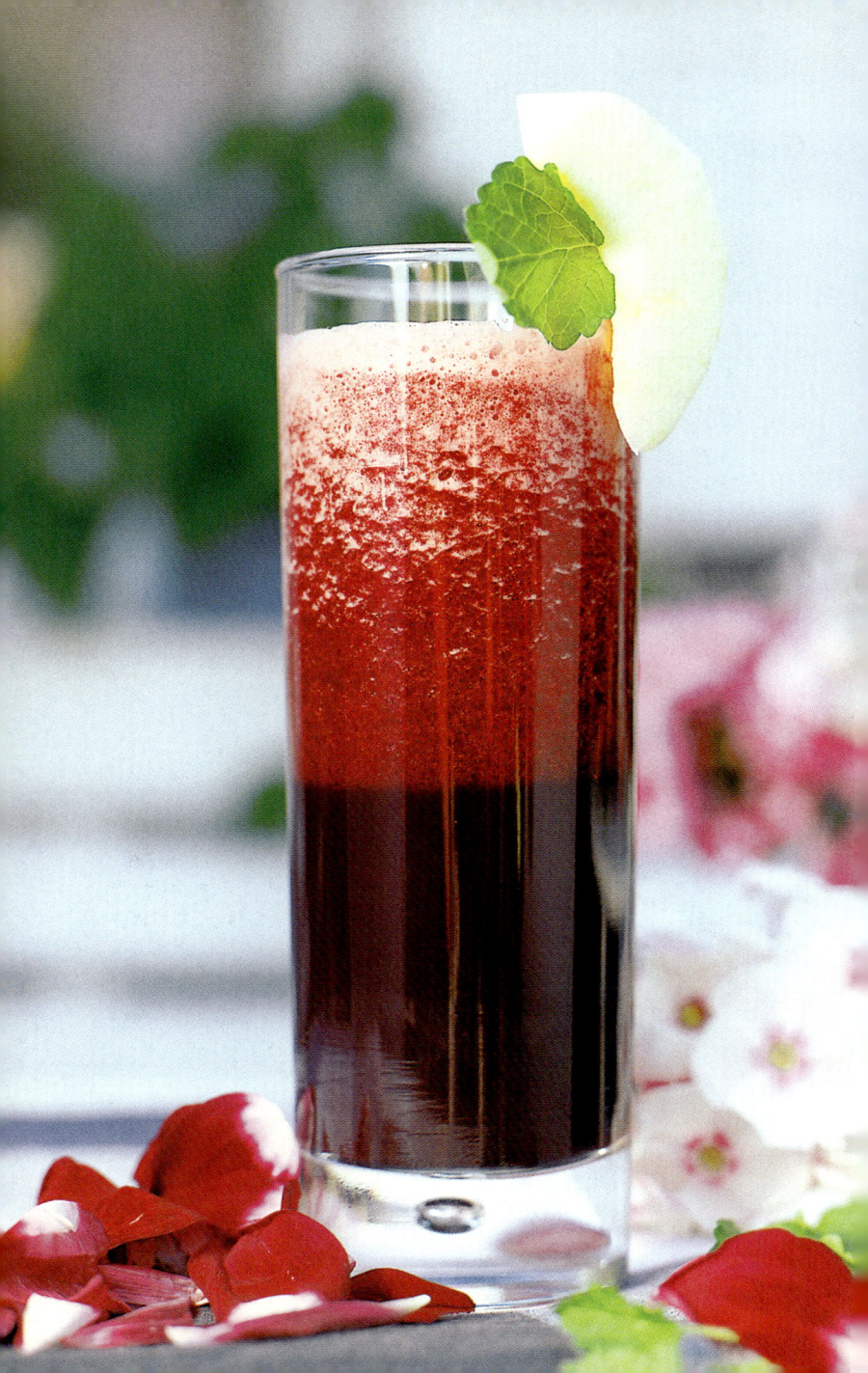

Süße Medizin

Apfel-Holunderbeer-Drink

Den Apfel waschen, eine schöne Spalte für die Garnierung beiseite legen. Den übrigen Apfel schälen, entkernen, in kleine Stücke schneiden und in den Mixer geben.
Den Zitronensaft, den Honig und den Apfelsaft dazugeben. Den Mixer schließen und den Inhalt fünfzehn Sekunden fein pürieren.
Das Eiweißpulver hinzufügen, den Holunderbeersaft dazugießen. Alles nochmals zehn Sekunden kräftig durchmixen.
Eiswürfel in ein Longdrinkglas geben, die Mischung darüber gießen. Die Apfelspalte an den Glasrand stecken. Den Drink mit der Zitronenmelisse garnieren und mit einem Trinkhalm servieren.

Zutaten für 1 Drink:
- ▶ *1 Stück Apfel (etwa 75 g)*
- ▶ *2 TL Zitronensaft*
- ▶ *2 TL Akazienhonig*
- ▶ *75 ml kalter ungesüßter Apfelsaft*
- ▶ *2 EL Eiweißpulver*
- ▶ *75 ml kalter Holunderbeer-Muttersaft (ungesüßt; Reformhaus)*
- ▶ *3 Eiswürfel*

Zum Garnieren:
- ▶ *1 Zweig Zitronenmelisse*

HOLUNDERBEEREN

Holunderbeeren stupsen einen in die Leichtigkeit des Seins. Sie enthalten das Spurenelement Selen, das zur fröhlichen Gelassenheit verhilft, alle Zellen schützt und zudem Schwermetallen die rote Karte zeigt. Übrigens: Holunderbeersaft hilft besser gegen Erkältung als die bekannte heiße Zitrone.

Power für die Nerven

Johannisbeer-Bananen-Shake

Zutaten für 1 Drink:
- ► *1/2 Banane (etwa 100 g)*
- ► *1 EL Zitronensaft*
- ► *2 TL Akazienhonig*
- ► *150 ml kalter schwarzer Johannisbeersaft (Muttersaft; Reformhaus)*
- ► *2 EL Eiweißpulver*
- ► *2 Eiswürfel*

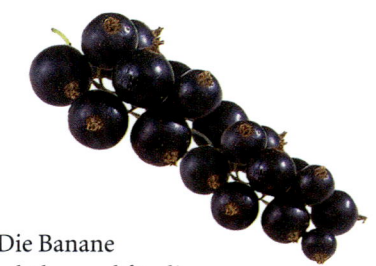

SCHWARZE JOHANNISBEEREN

Eine einzige Beere liefert sage und schreibe zwei Milligramm Vitamin C. Das Powervitamin ackert in jeder Körperzelle als Biokatalysator für unzählige Enzymprozesse: zum Beispiel in der Fettverbrennung, im Immunsystem und im Aufbau von festem Bindegewebe – es sorgt also für straffe Haut und elastische Blutgefäße. Vor allem in Stress-Zeiten polstert Johannisbeersaft die Nerven. Was die saure Beere noch versüßt: Sie enthält Pantothensäure, das Vitamin, welches das Ergrauen der Haare verzögert.

Die Banane schälen und für die Garnierung eine Scheibe schräg abschneiden, beiseite legen. Die übrige Banane grob zerschneiden und mit dem Zitronensaft, dem Honig und der Hälfte des Johannisbeersafts in den Mixer geben. Alles etwa fünfzehn Sekunden gut durchmixen. Das Eiweißpulver und den restlichen Saft hinzufügen und alles nochmals zehn Sekunden mixen. Die Eiswürfel in ein Longdrinkglas geben und die Mischung darauf abgießen. Die Bananenscheibe bis zur Hälfte einschneiden und an den Glasrand stecken. Den Drink mit einem Trinkhalm servieren.

Indisches Geheimrezept

Mango-Lassi

Die Mango schälen, eine Spalte zum Garnieren abschneiden und zur Seite legen. Die übrige Mango klein schneiden. Von der Minze ein Zweiglein beiseite legen, die übrigen Blätter abzupfen und fein schneiden.

Mangofleisch, Minze, Joghurt, Zucker und Cayennepfeffer in den Mixer geben und fein pürieren. 100 ml Wasser und das Eiweißpulver hinzufügen und nochmals alles kurz und kräftig durchmixen.

Die Eiswürfel in ein hohes Glas geben und die Mangomischung darüber verteilen. Die Mangospalte einschneiden und an den Glasrand stecken, mit dem Minzezweiglein garniert servieren.

Zutaten für 1 Drink:
- ▶ *1 Stück reife Mango (etwa 150 g)*
- ▶ *1 Zweig Minze*
- ▶ *100 g Magermilchjoghurt*
- ▶ *1 TL brauner Rohrzucker*
- ▶ *1 Messerspitze Cayennepfeffer*
- ▶ *2 EL Eiweißpulver*
- ▶ *2 Eiswürfel*

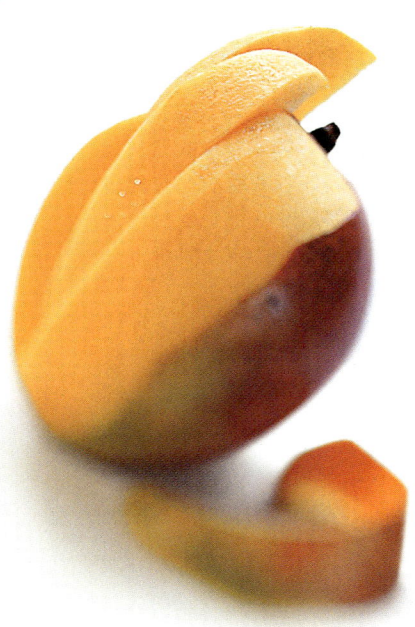

Sauer macht lustig

Buttermilch-Zitrus-Flip

Zutaten für 1 Drink:
- *1 Orange*
- *1 unbehandelte Zitrone*
- *2 EL rosa Grapefruitsaft (frisch ausgepresst)*
- *1 Eigelb*
- *1 EL Frutilose (Obstsüße; Reformhaus)*
- *100 ml kalte Buttermilch*
- *2 EL Eiweißpulver*

ZITRUSFRÜCHTE

Dass sie mit Vitamin C den Morgen-muffel wecken, ist eine alte Weisheit. Doch dass ihre Bioflavonoide (vor allem in der weißen Schale) die Wirkung des Vitamin C verdreißigfachen, weiß kaum jemand. Also nehmen Sie es nicht so genau mit dem Schälen, wenn Sie eine Zitrusfrucht essen.

Von der Orange und der Zitrone eine Scheibe abschneiden und für die Garnierung beiseite legen. Die übrige Orange wie einen Apfel samt der weißen Haut schälen. Die Filets zwischen den Trenn-wänden herausschneiden, dabei den abtropfenden Saft auffangen. Die Trennwände ausdrücken. Orangenfilets und -saft in den Mixer geben. Den Grapefruitsaft, 1 EL Zitronensaft, das Eigelb, die Fruti-lose und die Hälfte der Buttermilch dazugeben. Den Mixer schließen und den Inhalt fünfzehn Sekunden kräftig durchmixen.

Das Eiweißpulver, etwas fein abgeriebene Zitronenschale und die übrige Buttermilch hinzufügen. Alles nochmals zehn Sekunden gut vermischen.

Die Mischung in ein großes Cocktailglas gießen. Die Orangen- und Zitronenscheibe einschneiden und an den Glasrand stecken. Den Drink mit einem Trinkhalm servieren.

Karibik-Feeling

Pina Colada

Die Ananasscheibe schälen, vom Strunk befreien und in Stücke schneiden. Für die Dekoration ein Stück beiseite legen. Übrige Ananas klein würfeln und mit der Kokosnussmilch und dem Rohrzucker in den Mixer geben und sehr fein pürieren.

Das Eiweißpulver und den Ananassaft hinzufügen und nochmals alles fünfzehn Sekunden gründlich mixen.

Die Eiswürfel in einen Gefrierbeutel geben, mit dem Hammer zerschlagen und in ein Longdrinkglas füllen. Die Mischung aus dem Mixer dazugießen. Das Ananasstück einschneiden und an den Glasrand stecken. Einen dicken Trinkhalm in das Glas stellen und mit diesem den Drink gut umrühren.

Zutaten für 1 Drink:
- ▶ *1 Scheibe Ananas (etwa 150 g)*
- ▶ *4 EL ungesüßte Kokosmilch (Dose)*
- ▶ *1 TL brauner Rohrzucker*
- ▶ *2 EL Eiweißpulver*
- ▶ *1/8 l kalter Ananassaft*
- ▶ *3 Eiswürfel*

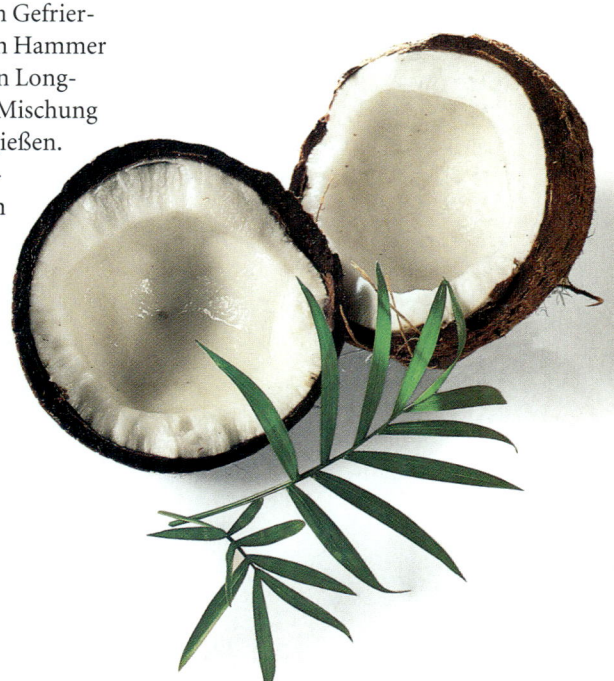

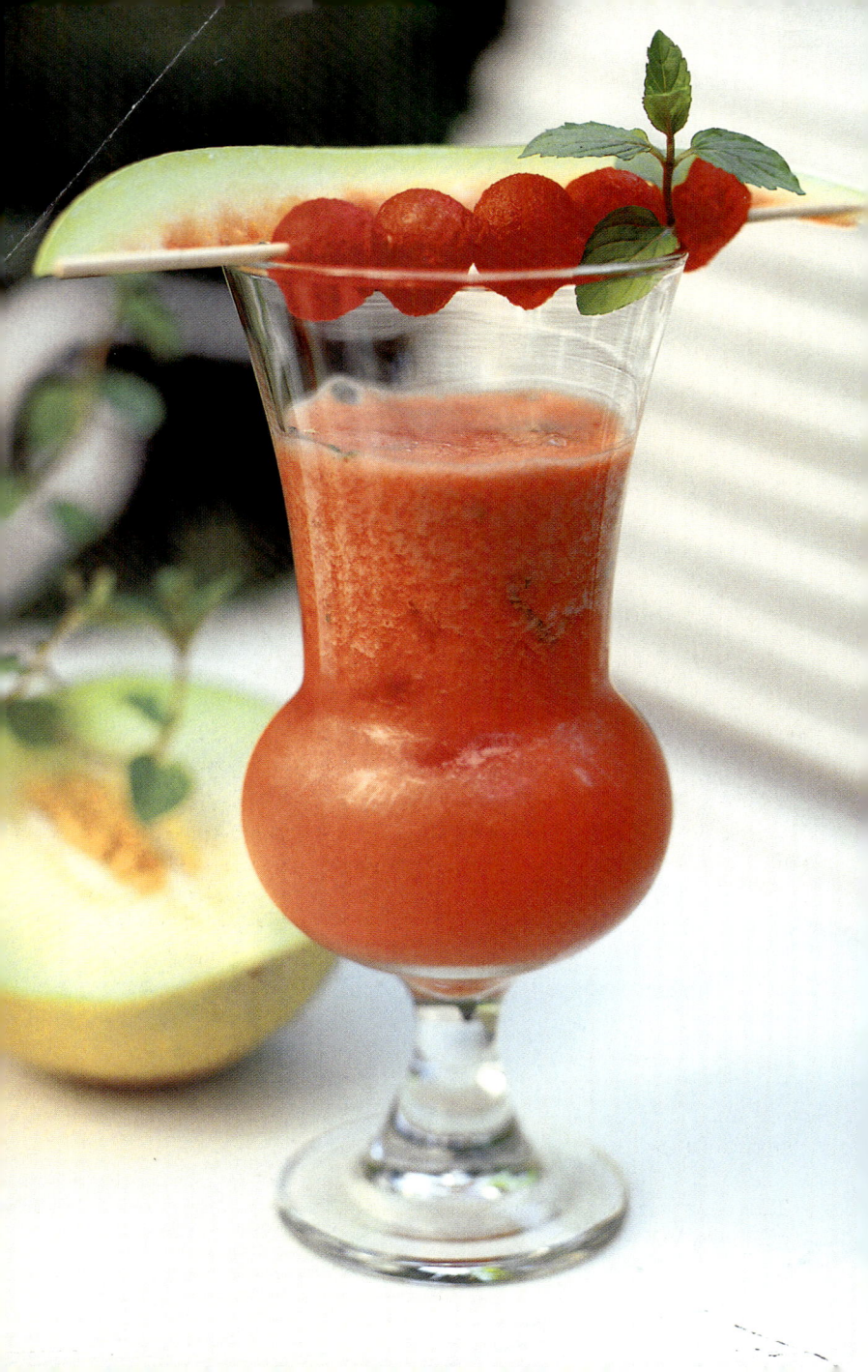

Ein Cocktail fürs Herz

Melonen-Molke-Drink

Aus dem Melonenfleisch mit einem Melonenausstecher fünf schöne Kugeln ausstechen und eine Spalte abschneiden, beiseite legen. Die übrige Melone schälen, entkernen und in Stücke schneiden. In den Mixer geben.
Die Minze abbrausen, ein kleines Zweiglein für die Garnierung beiseite legen. Die übrigen Blätter abstreifen, abreiben und hacken. Mit dem Birnendicksaft und dem Orangensaft dazugeben. Den Mixer schließen und den Inhalt fünfzehn Sekunden fein pürieren. Das Eiweißpulver hinzufügen, die Molke angießen. Alles nochmals zehn Sekunden gut durchmixen. Die Eiswürfel in ein großes Longdrinkglas geben, den Mixerinhalt darüber gießen. Die Melonenkugeln auf einen Cocktailspieß stecken und mit der Melonenspalte auf das Glas legen. Mit dem Minzezweiglein garnieren. Den Drink mit einem Trinkhalm und einem Löffel servieren.

▶ *Tipp: Statt der Eiswürfel sechs gefrorene Melonenkugeln in das Glas geben.*

Zutaten für 1 Drink:
- ▶ *200 g Wassermelone (oder Honig- oder Galiamelone)*
- ▶ *1 Minzezweig*
- ▶ *1 EL Birnendicksaft*
- ▶ *2 EL Orangensaft*
- ▶ *2 EL Eiweißpulver*
- ▶ *150 ml kalte Molke*
- ▶ *3 Eiswürfel*

MELONE

Jeder weiß: mit nur zwölf Kalorien pro 100 g ist sie die ideale Schlankfrucht. Kaum einer ahnt: Melonen stehen auf der Empfehlungsliste der US-Krebsexperten. Grund: Sie enthalten viel Carotinoide. Melonen unterstützen die Niere, helfen gegen Gicht und Rheuma, und sie halten das Blut dünn. Forscher fanden Adenosin in ihr, einen Stoff, der wie Aspirin das Zusammenkleben der Blutblättchen hemmt.

ACE-Power für die Zellen

Bananen-Möhren-Mix

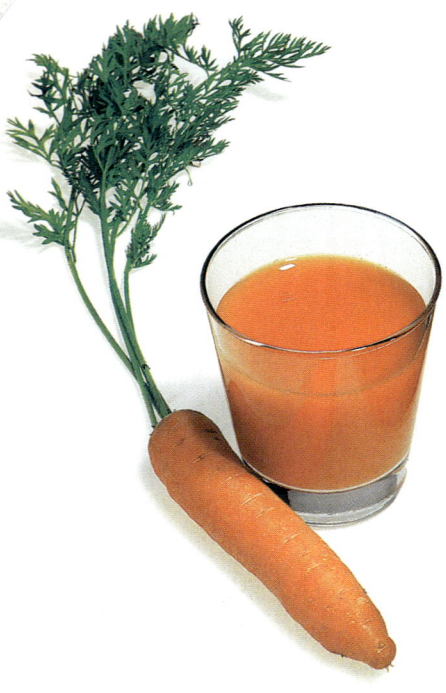

Die Banane schälen und in Scheiben schneiden. Den Saft der Orange und der Zitrone auspressen.
Die Bananenscheiben, den Orangen- und Zitronensaft mit dem Ahornsirup und dem Öl in den Mixer geben. Alles fünfzehn Sekunden gründlich pürieren.
Das Eiweißpulver und den Möhrensaft hinzufügen. Nochmals alles zehn Sekunden vermischen und mit Zimt abschmecken.
Die Eiswürfel in ein großes Kelchglas geben, den Mixerinhalt darüber gießen. Den Drink mit einem Trinkhalm servieren.

Zutaten für 1 Drink:
- ▶ *1 kleine Banane*
- ▶ *1 Orange*
- ▶ *1 Zitrone*
- ▶ *1 TL Ahornsirup*
- ▶ *1 TL Maiskeimöl*
- ▶ *2 EL Eiweißpulver*
- ▶ *75 ml kalter Möhrensaft*
- ▶ *Zimt*
- ▶ *3 Eiswürfel*

MÖHREN

Möhren gehören wegen ihres hohen Gehalts an darmsanierenden Pektinen und des hautschützenden Vitamin A in den Fitness-Cocktail.
Tipp: Immer mit etwas Fett genießen, damit das Vitamin A auch zur Körperzelle kommt.

Der Wachmacher

Eisiger Mandel-Kaffee

Das Kaffeepulver, Mandelmus, Eiweißpulver, den Zucker und die Milch in den Mixer geben und alles etwa 20 Sekunden gründlich vermischen.
Die Eiswürfel in ein Longdrinkglas geben und die Kaffeemischung darüber gießen. Mit einem Trinkhalm servieren.

▶ Dekotipp: Den oberen Rand des Glases erst kurz in Wasser, dann sofort in Kaffeepulver tauchen. Den Drink vorsichtig in das Glas füllen und servieren.

Zutaten für 1 Drink:
- ▶ *1 TL lösliches Kaffeepulver*
- ▶ *1 TL Mandelmus (Reformhaus)*
- ▶ *2 EL Eiweißpulver*
- ▶ *1 TL brauner Rohrzucker*
- ▶ *1/4 l eiskalte fettarme Milch*
- ▶ *3 Eiswürfel*

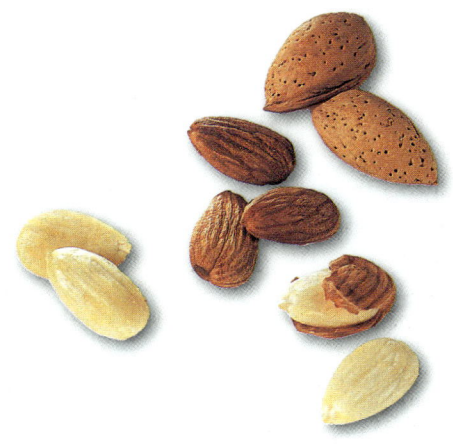

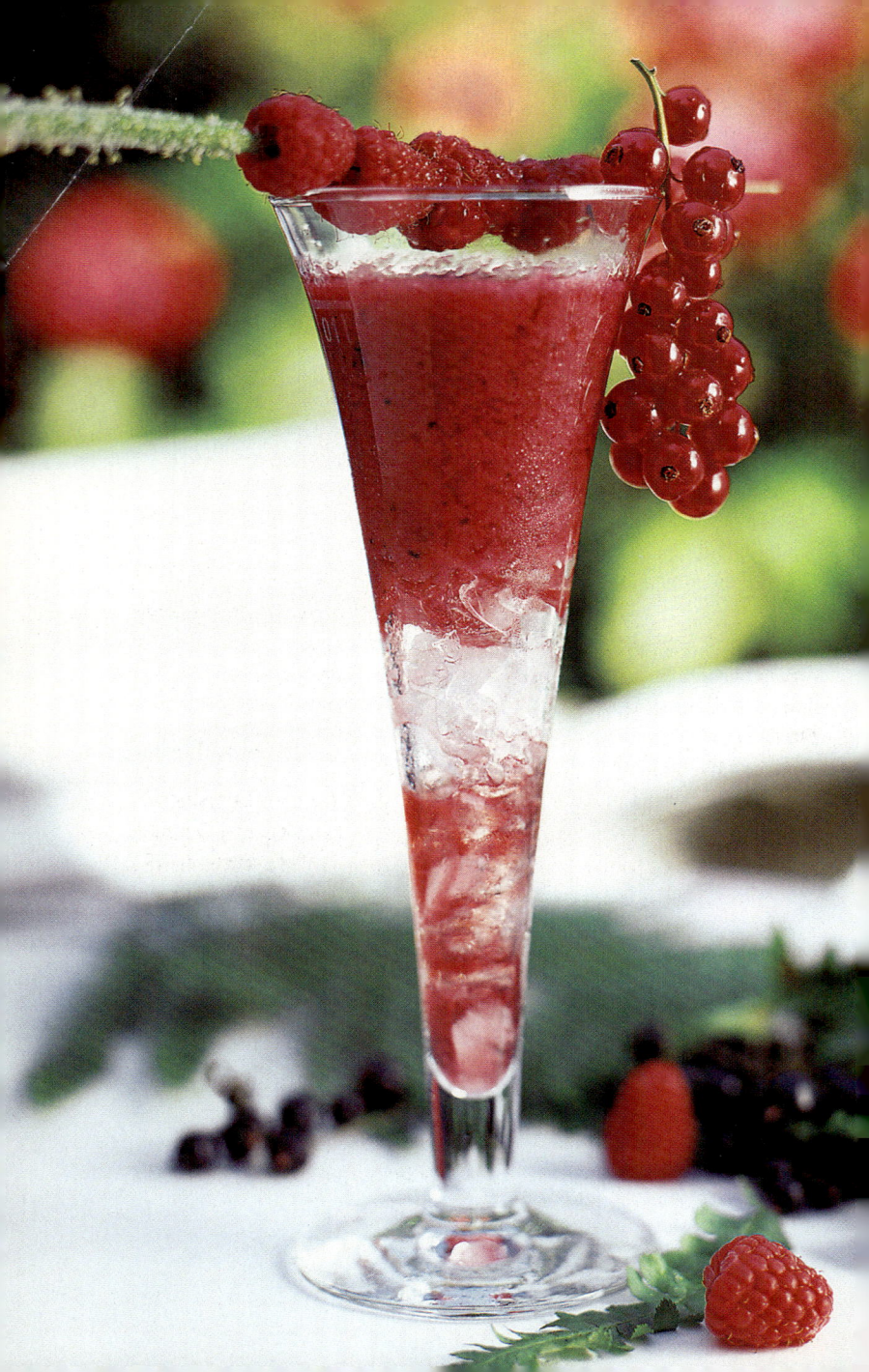

Beeren-Smoothie

Die Beeren kurz abbrausen, von den roten Johannisbeeren einen schönen Zweig für die Garnierung beiseite legen. Die übrigen Beeren entstielen und in den Mixer geben. Ahornsirup und Orangensaft hinzufügen und alles fünfzehn Sekunden fein pürieren.
Die gefrorene Banane grob zerteilen. Mit dem Eiweißpulver und dem Wasser dazugeben und nochmals alles fünfzehn Sekunden kräftig durchmixen.
Die Mischung in ein gefrostetes Cocktailglas gießen. Den beiseite gelegten Johannisbeerzweig über den Glasrand hängen. Den Drink mit einem Trinkhalm servieren.

▶ *Tipp: Zum Frosten das Cocktailglas einige Stunden vorher in ein Kühlfach oder in die Tiefkühltruhe stellen. Oder das Glas mit zerstoßenem Eis füllen und kurz stehen lassen.*

Zutaten für 1 Drink:
▶ *80 g gemischte Beeren (Himbeeren, rote und schwarze Johannisbeeren)*
▶ *2 TL Ahornsirup*
▶ *2 EL Orangensaft*
▶ *1 Stück angefrorene Banane (ohne Schale, etwa 40 g)*
▶ *2 EL Eiweißpulver*
▶ *1/8 l kaltes, kohlensäurehaltiges Mineralwasser*

BEEREN

Die kleinen Kugeln haben in Asien den Status als Volksarznei. Sie sind proppenvoll mit Vitaminen und Mineralien. Ihre ätherischen Öle, Farb- und Gerbstoffe powern mit Energie, beruhigen die Nerven, machen fit und gelassen. Ihre Flavone schützen vor Krebs. Beeren kurbeln nicht nur den Stoffwechsel an, sie wappnen die Abwehrkräfte, stärken das Herz, helfen der Niere bei ihrer Entgiftungsarbeit und beugen Rheuma, Arthritis und Diabetes vor.

Bringt die Verdauung auf Trab

Dörrobst-Milch-Shake

Zutaten für 1 Drink:
- ▶ *40 g getrocknete Früchte (z. B. Aprikosen, Datteln, Rosinen)*
- ▶ *1/8 l Orangensaft*
- ▶ *1/2 TL Haselnussmus (Reformhaus)*
- ▶ *150 ml kalte fettarme Milch*
- ▶ *2 EL Eiweißpulver*
- ▶ *2 Eiswürfel*

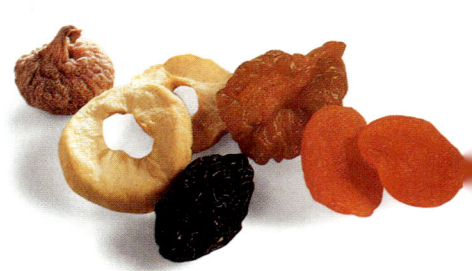

Von den Trockenfrüchten 1 Aprikose und 2–3 Rosinen beiseite legen. Übrige Früchte klein schneiden, mit dem erwärmten Orangensaft übergießen und etwa 15 Minuten einweichen. Anschließend die Früchte mit Orangensaft und Haselnussmus im Mixer fein pürieren. Die Milch und das Eiweißpulver hinzufügen und nochmals alles kurz und kräftig durchmixen.
Die Eiswürfel in ein großes, hohes Glas geben und die Fruchtmischung darüber gießen. Die getrocknete Aprikose mit den restlichen Rosinen auf ein kleines Holzstäbchen stecken und an den Glasrand klemmen. Mit einem dicken Trinkhalm servieren.

Besänftigt Magen und Nerven

Coconut-Sanddorn-Milk

Von der Bananenhälfte schräg eine Scheibe abschneiden und auf die Seite legen.

Die übrige Banane schälen, klein schneiden, mit dem Zitronensaft, dem Sanddornmark und der Kokosmilch in den Mixer geben und fein pürieren.

Das Eiweißpulver und die Buttermilch hinzufügen. Nochmals zehn Sekunden gründlich vermischen.

Die Eiswürfel in ein großes Glas geben und den Mixerinhalt darüber gießen. Die Bananenscheibe einschneiden und an den Glasrand stecken. Den Drink mit einem dicken Trinkhalm servieren.

Zutaten für 1 Drink:
- ▶ *1/2 kleine Banane (etwa 60 g)*
- ▶ *2 EL Zitronensaft*
- ▶ *1 EL Sanddorn-Vollfrucht mit Honig (Reformhaus)*
- ▶ *50 g ungesüßte Kokosmilch (Dose)*
- ▶ *2 EL Eiweißpulver*
- ▶ *200 g kalte Buttermilch*
- ▶ *2 Eiswürfel*

- ▶ *Dekotipp: Den Rand des Glases anfeuchten und in Kokosraspel tauchen.*

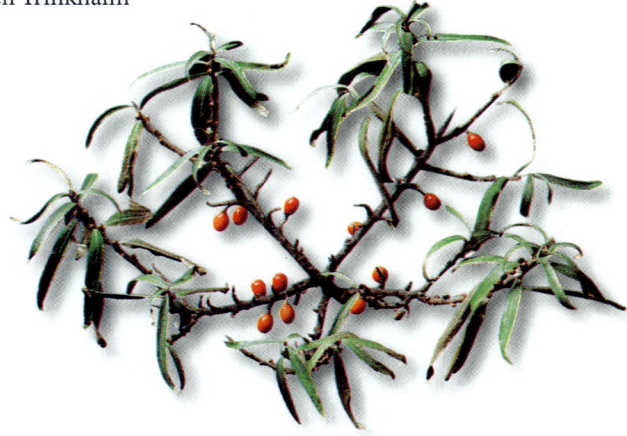

Apfel-Nuss-Molke

Zutaten für 1 Drink:
- ► *3 EL fein geriebene Haselnüsse*
- ► *1/2 säuerlicher Apfel (etwa 100 g)*
- ► *1 TL Zitronensaft*
- ► *2 EL Sahne*
- ► *1 EL Apfeldicksaft*
- ► *150 ml kalte Molke*
- ► *2 EL Eiweißpulver*
- ► *2 Eiswürfel*

Zum Garnieren:
- ► *Honig zum Bestreichen*

NÜSSE

Weltweit zeigen Studien: Die Kombination einfach ungesättigter Fettsäuren und Vitamin E aus Nüssen schützt Herz und Kreislauf und lässt unsere Zellen – vor allem im Gehirn – später altern. Und knabbern macht glücklich: Nüsse liefern Tryptophan, den Stoff, aus dem der Körper das Junghormon Melatonin bildet und das Glückshormon Serotonin. Nüsse liefern viele Mineralien und sogar Salicylsäuren. Die beugen der Verklumpung von Blutplättchen und somit einem Schlaganfall vor.

Zwei EL Nüsse in einer Pfanne ohne Fett rösten, bis sie duften. Vom Herd nehmen.

Die Apfelhälfte waschen und eine schöne Spalte zum Garnieren abschneiden, beiseite legen. Den übrigen Apfel schälen, entkernen, kleinschneiden und in den Mixer geben. Zitronensaft, Sahne, Apfeldicksaft und die Hälfte der Molke hinzufügen und alles fünfzehn Sekunden gründlich pürieren. Die gerösteten Nüsse, das Eiweißpulver und die restliche Molke hinzufügen und alles nochmals zehn Sekunden kräftig durchmixen.

Den Rand von einem hohen Kelchglas dünn mit Honig einpinseln, in die restlichen Nüsse tauchen. Die Eiswürfel in das Glas geben, mit der Apfel-Nuss-Milch auffüllen. Mit einem Trinkhalm servieren.

Aller guten Dinge sind drei

Drei-Frucht-Drink

Die Aprikose waschen, halbieren und entsteinen. Eine Spalte zum Garnieren abschneiden und beiseite legen, übrige Aprikose in kleine Stücke schneiden. Apfel schälen, entkernen und ebenfalls eine Spalte für die Garnitur abschneiden, restlichen Apfel klein würfeln. Johannisbeeren waschen und auf Küchenpapier abtropfen lassen, drei Beeren auf die Seite legen.

Die Aprikosen- und Apfelstücke sowie die Johannisbeeren mit dem Apfelsaft und dem Apfeldicksaft im Mixer fein pürieren.

Das Eiweißpulver und die Sojamilch dazugeben und alles gut durchmixen. Die Fruchtmischung in ein großes Kelchglas füllen. Die beiseite gelegten Früchte auf einen Cocktailspieß stecken und auf das Glas legen. Mit einem dicken Trinkhalm servieren.

Zutaten für 1 Drink:
- ▶ *1 Aprikose (etwa 60 g)*
- ▶ *1/2 Apfel (etwa 60 g)*
- ▶ *40 g rote Johannisbeeren*
- ▶ *100 ml kalter ungesüßter Apfelsaft*
- ▶ *2 TL Apfeldicksaft*
- ▶ *2 EL Eiweißpulver*
- ▶ *1/8 l kalte Sojamilch*

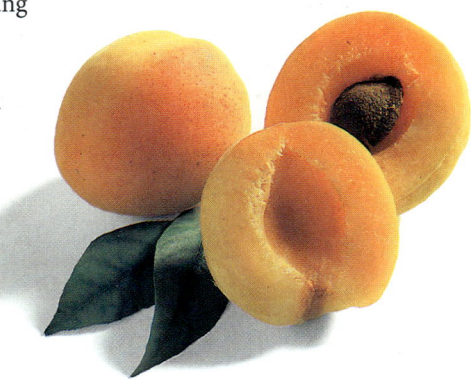

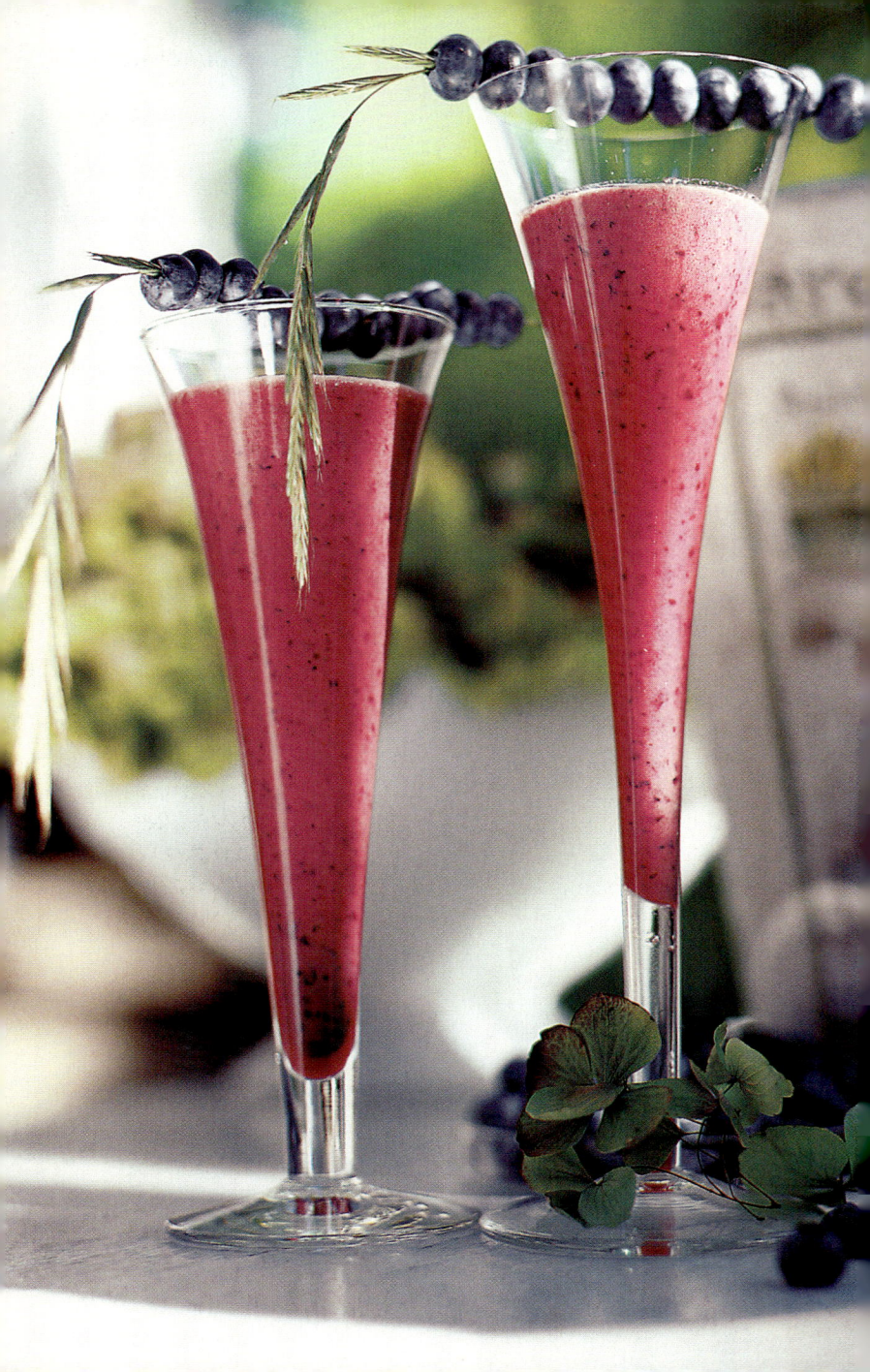

Der Forever-Young-Drink 1

Heidelbeer-Sanddorn-Kefir

Die frischen Heidelbeeren kurz waschen und trockentupfen oder die tiefgekühlten auftauen lassen. Zehn schöne Heidelbeeren für die Garnierung beiseite legen. Die übrigen Beeren mit Sanddornmark, Zitronensaft und Kefir in den Mixer geben und alles fünfzehn Sekunden gründlich pürieren.

Eiweißpulver und Milch hinzufügen und nochmals kurz und kräftig vermischen.

Die Mischung in ein hohes Glas füllen. Die beiseite gelegten Heidelbeeren auf einen Cocktailspieß stecken und über den Glasrand legen. Den Drink mit einem dicken Trinkhalm servieren.

Zutaten für 1 Drink:
- ▶ *90 g Heidelbeeren (frisch oder tiefgekühlt)*
- ▶ *2 TL Sanddorn-Vollfrucht mit Honig (Reformhaus) oder 1 Vitamin-Ampulle (Orthomolar)*
- ▶ *1 TL Zitronensaft*
- ▶ *50 ml kalter Kefir*
- ▶ *2 EL Eiweißpulver*
- ▶ *100 ml kalte fettarme Milch*

HEIDELBEEREN

Heidelbeeren – die Lifestyle-Pillen der Natur. Sie enthalten eine ganze Apotheke an bioaktiven Wirkstoffen. Sie beugen Krebs vor, stärken das Immunsystem, senken den Cholesterin- und Blutfettspiegel, sie entwässern den Körper. Ihr Tannin (Gerbstoff) stärkt den Darm und ihre Anthozyane (blaue Farbe) schützen die Zellen, vitalisieren den Körper und halten jung. Die ideale Kombination mit Kefir, dem Getränk der Hundertjährigen, und Sanddorn, der Vitamin-C-Bombe.

Aphrodites Tipp

Chocolat à l'Apricot

Zutaten für 1 Drink:
- ▶ *200 ml fettarme Milch*
- ▶ *1/2 Vanilleschote*
- ▶ *50 g Bitterschokolade (mindestens 60 % Kakaoanteil)*
- ▶ *1 TL Zitronensaft*
- ▶ *3 EL Eiweißpulver*
- ▶ *1 Kugel Aprikoseneis*

Zum Garnieren:
- ▶ *1/2 getrocknete Aprikose*

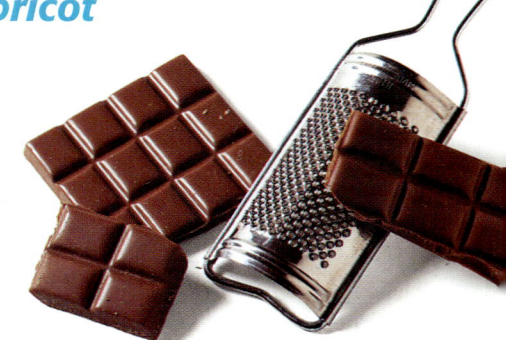

VANILLE

Die schwarze Schote, deren Mark ein unvergleichliches Aroma in die süße Küche bringt, stammt aus Mittelamerika und ist ein Orchideengewächs. Die Frauen der aztekischen Herrscher wussten um die Wirkung, die ein mit Vanille gewürztes Kakao-Getränk auf ihre Männer hat: Vanille regt die Niere an, stärkt den Magen, fördert die Verdauung. In Klöstern wurde Vanille früher verboten.

Die Milch langsam zum Kochen bringen. Vanilleschote längs aufschlitzen und das Mark herauskratzen, beides in die Milch geben. Die Schokolade grob hacken, hinzufügen und unter gelegentlichem Rühren schmelzen lassen. Die Schokomilch vom Herd nehmen, Vanilleschote entfernen und dreißig Minuten kaltstellen.

Die kalte Schokomilch in den Mixer gießen. Den Zitronensaft und das Eiweißpulver dazugeben und alles fünfzehn Sekunden gut durchmixen.

Das Aprikoseneis in ein hohes Glas geben, Schokomilch darauf abgießen. Die Aprikose sehr klein würfeln und obendrauf streuen. Den Drink mit einem langen Löffel und einem Trinkhalm servieren.

Mentaler Fitmacher fürs Büro

Kiwi-Molke-Drink mit Erdbeeren

Die Kiwi schälen und würfeln.
Die Erdbeeren waschen, entstielen
und vierteln. Die Birne schälen,
entkernen und würfeln.
Die Früchte mit dem Apfeldicksaft und der Hälfte der Molke im
Mixer pürieren.
Das Eiweißpulver und die übrige
Molke dazugeben, alles nochmals
zehn Sekunden durchmixen.
Die Mischung in ein großes Glas
füllen und mit einem Trinkhalm
servieren.

Zutaten für 1 Drink:
- *1 Kiwi*
- *5 Erdbeeren*
- *1/2 reife Birne (etwa 75 g)*
- *1 EL Apfeldicksaft*
- *150 ml kalte Molke*
- *2 EL Eiweißpulver*

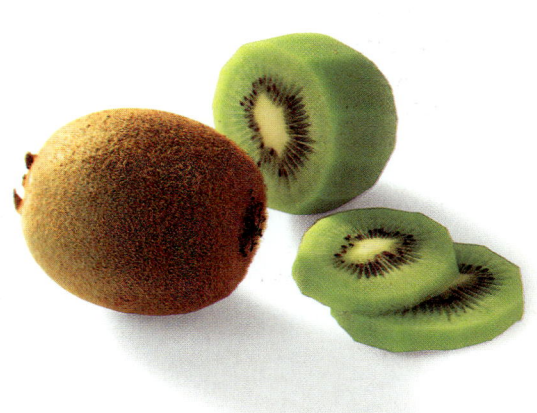

Putscht auf mit Vitamin C

Beeren-Cocktail mit Bananenschaum

Zutaten für 1 Drink:
- ▶ 150 g gemischte Beeren
- ▶ 5 g Bitterschokolade
  (77 % Kakaoanteil)
- ▶ 1/2 Banane
- ▶ 2 TL Zitronensaft
- ▶ 1 TL Ahornsirup
- ▶ 50 g Magerjoghurt (0,3 % Fett)
- ▶ 2 EL Eiweißpulver

Die Beeren kurz abbrausen, abtropfen lassen, putzen und verlesen und mit dem Pürierstab fein zerkleinern. Das Fruchtmus in ein hohes Glas geben.
Die Schokolade hacken. Die Banane schälen und grob zerteilen. Mit dem Zitronensaft, dem Ahornsirup, dem Joghurt und dem Eiweißpulver in den Mixer geben und fünfzehn Sekunden pürieren.
Den Bananenschaum vorsichtig über die Beeren gießen und mit der gehackten Schokolade bestreuen.

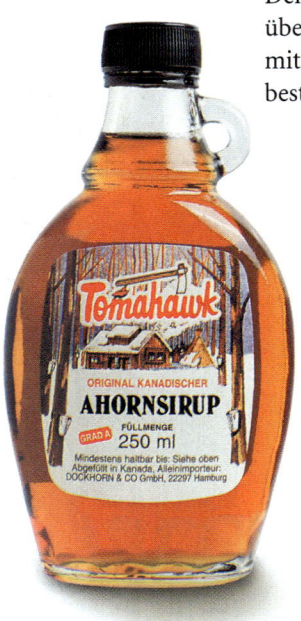

Weckt Glücksgefühle

Schoko-Minze-Shake

Die Minzeblätter abzupfen, waschen, einige für die Garnitur beiseite legen. Die restlichen Blätter fein wiegen und mit dem Zitronensaft vermischen.

Die Milch in ein hohes Rührgefäß gießen, den Kakao, Fruchtzucker und das Eiweißpulver mit einem Schneebesen kräftig darunter schlagen, bis der Zucker gelöst ist. Dann die Minze-Mischung darunter rühren.

Den Schoko-Drink in ein hohes Glas füllen und den Drink mit einigen Pfefferminzblättern garnieren. Mit einem Trinkhalm servieren.

Zutaten für 1 Drink:
- ▶ *3 Zweige Minze*
- ▶ *1 TL Zitronensaft*
- ▶ *275 ml kalte fettarme Milch*
- ▶ *2 TL Instant-Kakao*
- ▶ *1 TL Fruchtzucker*
- ▶ *2 EL Eiweißpulver*

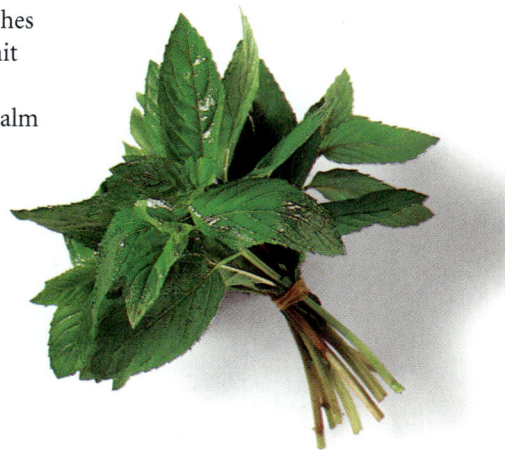

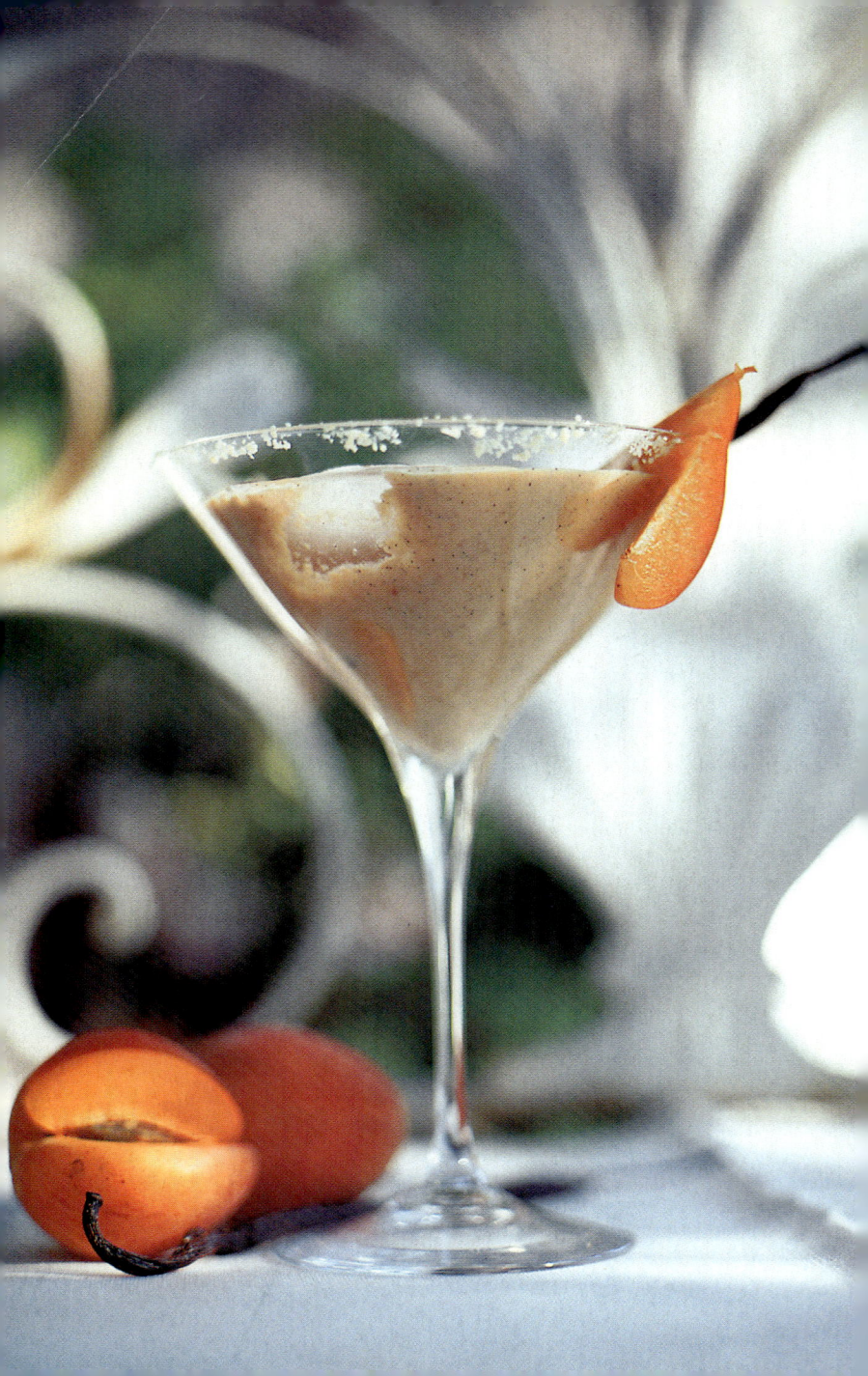

Der Beauty-Shake

Aprikosen-Mandel-Milch

Die Aprikosen waschen, halbieren und entsteinen. Eine schöne Spalte für die Garnierung beiseite legen. Die übrigen Früchte grob zerkleinern und zusammen mit dem Apfeldicksaft, dem Mandelmus und der Hälfte der Milch in den Mixer geben. Alles fünfzehn Sekunden kräftig durchmixen. Die restliche Milch angießen. Das Eiweißpulver und das ausgekratzte Vanillemark dazugeben. Im Mixer alles kurz und kräftig vermischen. Den Rand eines großen Kelchglases rundherum mit Wasser befeuchten und in die gemahlenen Mandeln tupfen.

Die Eiswürfel in das Glas geben und die Aprikosenmilch darüber gießen. Die Aprikosenspalte einschneiden und an den Rand stecken. Den Drink mit einem dicken Trinkhalm servieren.

Zutaten für 1 Drink:
- ▶ *2–3 frische Aprikosen (etwa 75 g)*
- ▶ *1 EL Apfeldicksaft*
- ▶ *2 TL Mandelmus (Reformhaus)*
- ▶ *150 ml kalte fettarme Milch*
- ▶ *2 EL Eiweißpulver*
- ▶ *1 Vanilleschote*
- ▶ *3 Eiswürfel*

Zum Garnieren:
- ▶ *1–2 EL gemahlene Mandeln*

APRIKOSE

Die Hunzas, ein Volk im Himalaya, leben viel länger als wir Mitteleuropäer. Grund: Sie essen viele Aprikosen, Früchte mit einem besonders hohen Gehalt an Carotinoiden, den Pflanzenfarbstoffen, die freie Radikale unschädlich machen und so Gefäße, Herz und Gehirn schützen. Grund: Aprikosen enthalten das Schönheitsvitamin *Pantothensäure*. Es schenkt Vitalität und kurbelt den Fettabbau an. Ihre Kieselsäure stärkt das Bindegewebe, strafft also die Haut. Und sie liefert reichlich Kalium – das entwässert.

Ausflug in den Süden

Exoten-Cocktail

Zutaten für 1 Drink:
- ▶ *6 Kapstachelbeeren (Physalis)*
- ▶ *1/2 Papaya (etwa 140 g)*
- ▶ *2 EL Limettensaft*
- ▶ *1 rosa Grapefruit*
- ▶ *1 TL Ahornsirup*
- ▶ *2 EL Eiweißpulver*

Eine Kapstachelbeere zum Garnieren beiseite legen, die übrigen Beeren aus den Papierhüllen lösen und vierteln. Die Papaya schälen und die Kerne mit einem Löffel entfernen. Das Fruchtfleisch würfeln.

Kapstachelbeeren, Papayawürfel, Limettensaft, ausgepressten Grapefruitsaft und Ahornsirup im Mixer oder mit dem Pürierstab fein pürieren. Das Eiweißpulver dazugeben und gründlich untermixen.

Fruchtpüree in ein hohes Becherglas füllen. Die übrige Kapstachelbeere an den Glasrand klemmen. Mit einem dicken Trinkhalm servieren.

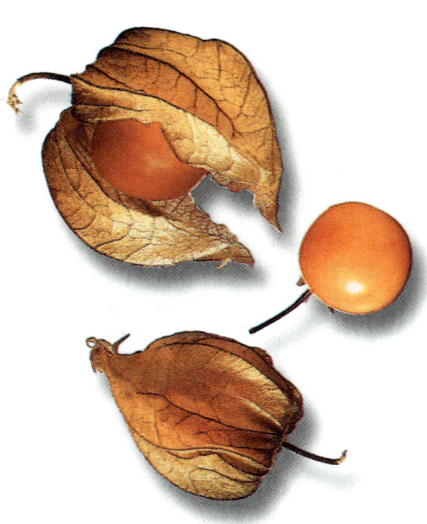

Entschlackungs-Cocktail

Kirsch-Buttermilch-Drink

Die Kirschen waschen, ein Kirsch-
pärchen am Stiel zur Garnierung
beiseite legen. Die übrigen Kirschen entsteinen und in den Mixer
geben. Die Melisseblätter abzupfen, ein bis zwei schöne Blättchen
beiseite legen, den Rest hacken.
Mit Zitronensaft, Apfeldicksaft,
Eiweißpulver und der Hälfte der
Buttermilch zu den Kirschen
geben. Alles fünfzehn Sekunden
gut durchmixen.
Die restliche Buttermilch angießen und nochmals alles zehn
Sekunden gründlich vermischen.
Die Mischung in ein hohes Glas
gießen, den Kirschzweig über
den Glasrand hängen
und mit der Zitronen-
melisse garnieren.

Zutaten für 1 Person:
- ▶ *100 g Süßkirschen*
- ▶ *1 Zitronenmelissezweig*
- ▶ *1 EL Zitronensaft*
- ▶ *2 TL Apfeldicksaft*
- ▶ *2 EL Eiweißpulver*
- ▶ *150 ml kalte Buttermilch*

KIRSCHEN

Ihre Mineralstoffe (Kalium, Eisen,
Calcium), Vitamine (C, Folsäure) und
Pflanzenfarbstoffe (Anthozyane)
entschlacken, entgiften, kurbeln die
Bildung von Bindegewebe an, regen
die Blutbildung an, hemmen Enzün-
dungen, stärken Abwehrkräfte und
Knochen. Kaum zu glauben, aber
wahr: Eine Kirschkur verjüngt und
macht die Haut geschmeidig und rein.

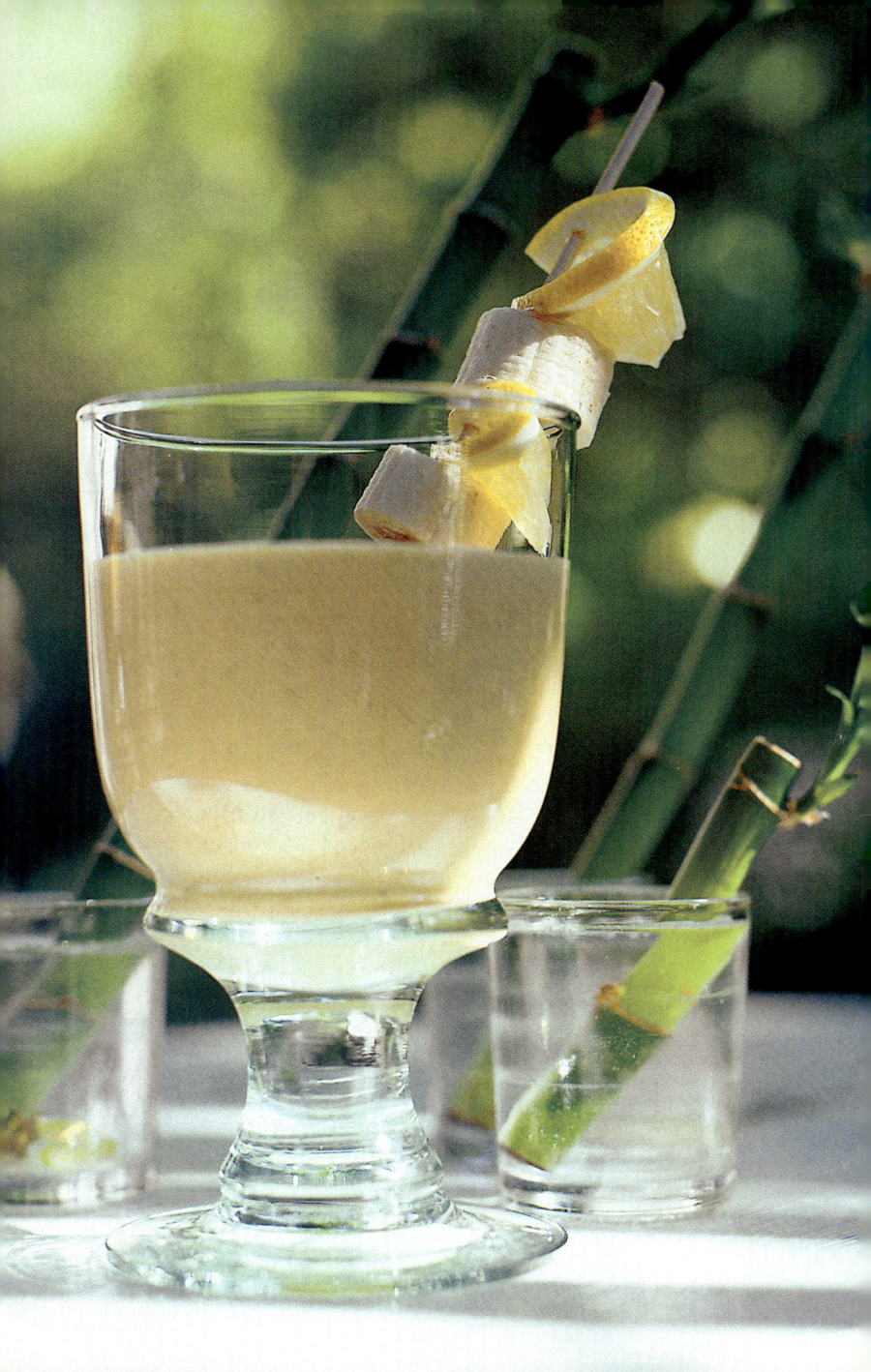

Fit-for-Fun-Cocktail

Bananen-Joghurt-Drink

Die Banane schälen, zwei Scheiben zum Garnieren abschneiden und beiseite legen. Den Rest grob zerschneiden und in den Mixer geben. Den Zitronensaft, das Sanddornmark, den Joghurt und die Hälfte der Milch dazugeben. Alles fünfzehn Sekunden durchmixen.

Das Eiweißpulver und die restliche Milch hinzufügen. Nochmals alles zehn Sekunden kräftig vermischen.

Den Drink in ein Kelchglas gießen. Die Zitronenscheibe mit den Bananenscheiben auf einen Cocktailspieß stecken. In das Glas stellen. Den Drink mit einem Trinkhalm servieren.

Zutaten für 1 Drink:
- ▸ *1 große, reife Banane (etwa 100 g)*
- ▸ *1 TL Zitronensaft*
- ▸ *1 EL Sanddorn-Vollfrucht mit Honig (Reformhaus)*
- ▸ *50 g Magerjoghurt*
- ▸ *100 ml kalte fettarme Milch*
- ▸ *2 EL Eiweißpulver*

Zum Garnieren:
- ▸ *1 Zitronenscheibe*

BANANEN

Bananen machen glücklich. 100 Gramm liefern 1,7 Gramm Serotonin. Der wichtige Gehirnbotenstoff schenkt Gelassenheit, feit gegen Stress, sorgt für gute Laune: die wahre Manager-Frucht. Auch weil sie gegen Magenbeschwerden hilft und die Schleimhäute stärkt – vor allem, wenn sie noch etwas grün ist und ihre wertvolle Stärke noch nicht in Frucht- und Traubenzucker abgebaut wurde.

… keeps the doctor away

Grüne Apfel-Molke

Zutaten für 1 Drink:
- *1/2 kleiner grüner Apfel (z. B. Granny Smith, etwa 75 g)*
- *1 kleine Kiwi*
- *1 Limette*
- *1 TL Akazienhonig*
- *1 EL Sahne*
- *2 EL Eiweißpulver*
- *150 ml eiskalte Molke*
- *1 Zweiglein Zitronenmelisse zum Garnieren*

APFEL

Ein Apfel am Tag hält den Doktor fern. Essen Sie mehr, wenn Sie wollen. Denn Äpfel liefern einige hundert Wirkstoffe. Sie fördern die Verdauung, treiben Bakterien in die Flucht, peppen das Immunsystem auf und halten schlank. Organische Säuren helfen der Leber beim Entgiften, Pektin senkt den Cholesterinspiegel, schützt Darm und Gefäße. Starten Sie morgens mit einem Apfel und beschließen Sie den Tag mit ihm. Er enthält Biostoffe, die einen morgens wecken und abends entspannen.

Den Apfel schälen, entkernen und eine dünne Spalte zum Garnieren abschneiden. Den übrigen Apfel in kleine Stücke schneiden. Die Kiwi schälen und würfeln. Die Limette heiß waschen, trockenreiben und die Schale fein abreiben, den Saft auspressen.

Die Apfel- und Kiwistücke, Limettensaft und abgeriebene Limettenschale sowie den Honig und die Sahne in den Mixer geben und fein pürieren.

Das Eiweißpulver und die Molke dazugeben und alles kräftig darunter mischen.

Den Drink in ein hohes Glas gießen. Mit der Apfelspalte und Zitronenmelisse garnieren. Mit einem dicken Trinkhalm servieren.

▶ *Tipp: Im Sommer dürfen Sie den Drink auch mal mit einer Kugel Zitronensorbet servieren.*

Weckt die Lebensgeister

Beeren-Shake mit Sojamilch

Die Beeren kurz abbrausen, putzen und verlesen.

Mit dem Zitronensaft, dem Zucker und dem Saft in den Mixer geben und alles fünfzehn Sekunden fein pürieren.

Das Eiweißpulver und die Sojamilch dazugeben und nochmals alles kräftig durchmixen.

Die Mischung in ein Glas gießen und den Drink mit einem Trinkhalm servieren.

Zutaten für 1 Drink:
- ► *100 g gemischte Beeren*
- ► *2 TL Zitronensaft*
- ► *1 TL Fruchtzucker*
- ► *50 ml Multivitaminsaft*
- ► *2 EL Eiweißpulver*
- ► *1/8 l kalte Sojamilch*

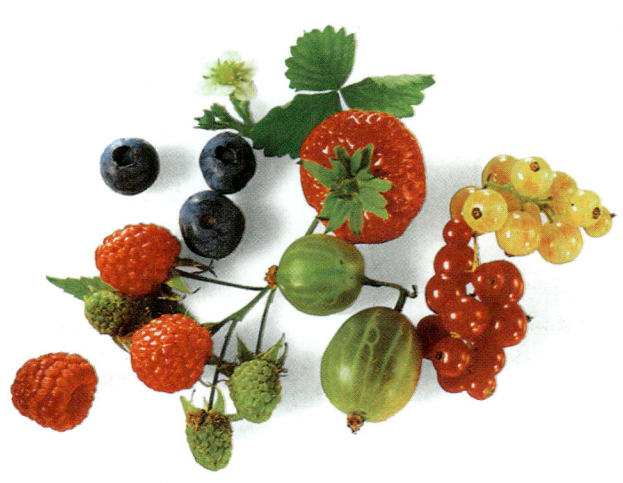

Süß-Schnabels Traum

Schoko-Birnen-Shake

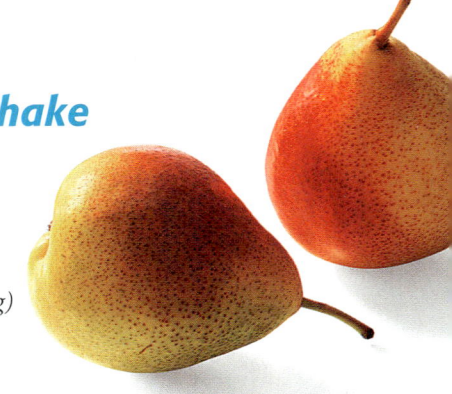

Zutaten für 1 Drink:
- ▶ *150 ml fettarme Milch*
- ▶ *1 kleine reife Birne (etwa 100 g)*
- ▶ *1 TL Orangensaft*
- ▶ *1 TL Birnendicksaft*
- ▶ *2 EL fein geriebene Bitterschokolade (mindestens 60 % Kakaoanteil)*
- ▶ *2 EL Eiweißpulver*

SCHOKOLADE

Schokolade macht nicht immer dick. Denn wenn sie Bitterschokolade heißt und mehr als 60 Prozent Kakao enthält, belastet sie nicht den Insulinhaushalt. Das Dickhormon bleibt in seinen Schranken. Glukagon – das Schlankhormon – kann Fett abbauen. Und: Die Kakao-Bohne liefert mehr vom Herzschützer Polyphenol als ein Glas Wein.

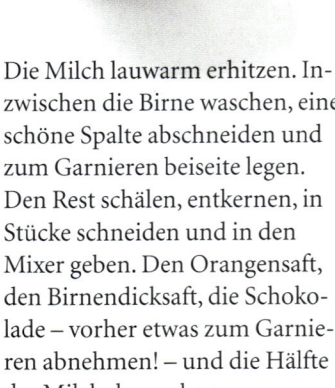

Die Milch lauwarm erhitzen. Inzwischen die Birne waschen, eine schöne Spalte abschneiden und zum Garnieren beiseite legen. Den Rest schälen, entkernen, in Stücke schneiden und in den Mixer geben. Den Orangensaft, den Birnendicksaft, die Schokolade – vorher etwas zum Garnieren abnehmen! – und die Hälfte der Milch dazugeben.

Den Mixer schließen und den Inhalt fünfzehn Sekunden gut durchmixen.

Das Eiweißpulver und die übrige Milch dazugießen und nochmals zehn Sekunden gründlich vermischen.

Die Mischung in ein Kelchglas gießen und die Birnenspalte an den Glasrand stecken. Den Drink mit der übrigen Schokolade bestreuen und mit einem Trinkhalm servieren.

Feuert den Stoffwechsel an

Himbeer-Cooler

Die Himbeeren waschen, verlesen und auf einem Küchentuch abtropfen lassen. 3–4 Beeren für die Garnitur beiseite legen. Drei Zitronenmelisse-Blätter in feine Streifen schneiden. Die Orange waschen und abtrocknen. Einen Teil der Schale dünn spiralförmig abschneiden, den Saft der Orange (etwa 1/8 l) auspressen.

Die Himbeeren zusammen mit Orangen- und Zitronensaft sowie Ahornsirup pürieren.

Das Eiweißpulver und den Apfelsaft hinzufügen und alles noch fünfzehn Sekunden kräftig durchmixen.

Den Cocktail in ein großes Glas füllen. Übrige Himbeeren auf ein Holzspießchen stecken und auf den Glasrand legen. Mit der Spirale aus der Orangenschale und der übrigen Zitronenmelisse garnieren. Mit einem Trinkhalm servieren.

Zutaten für 1 Drink:
- ▶ *120 g Himbeeren*
- ▶ *1 Zweig Zitronenmelisse*
- ▶ *1 unbehandelte Orange*
- ▶ *1 EL Zitronensaft*
- ▶ *1 TL Ahornsirup*
- ▶ *2 EL Eiweißpulver*
- ▶ *1/8 l kalter Apfelsaft*

▶ *Variante: Geben Sie statt der frischen tiefgekühlte Himbeeren in den Mixer. Das macht den Drink noch erfrischender.*

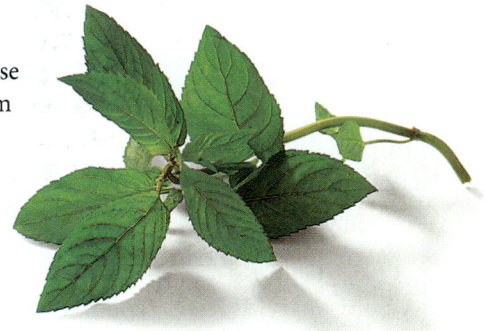

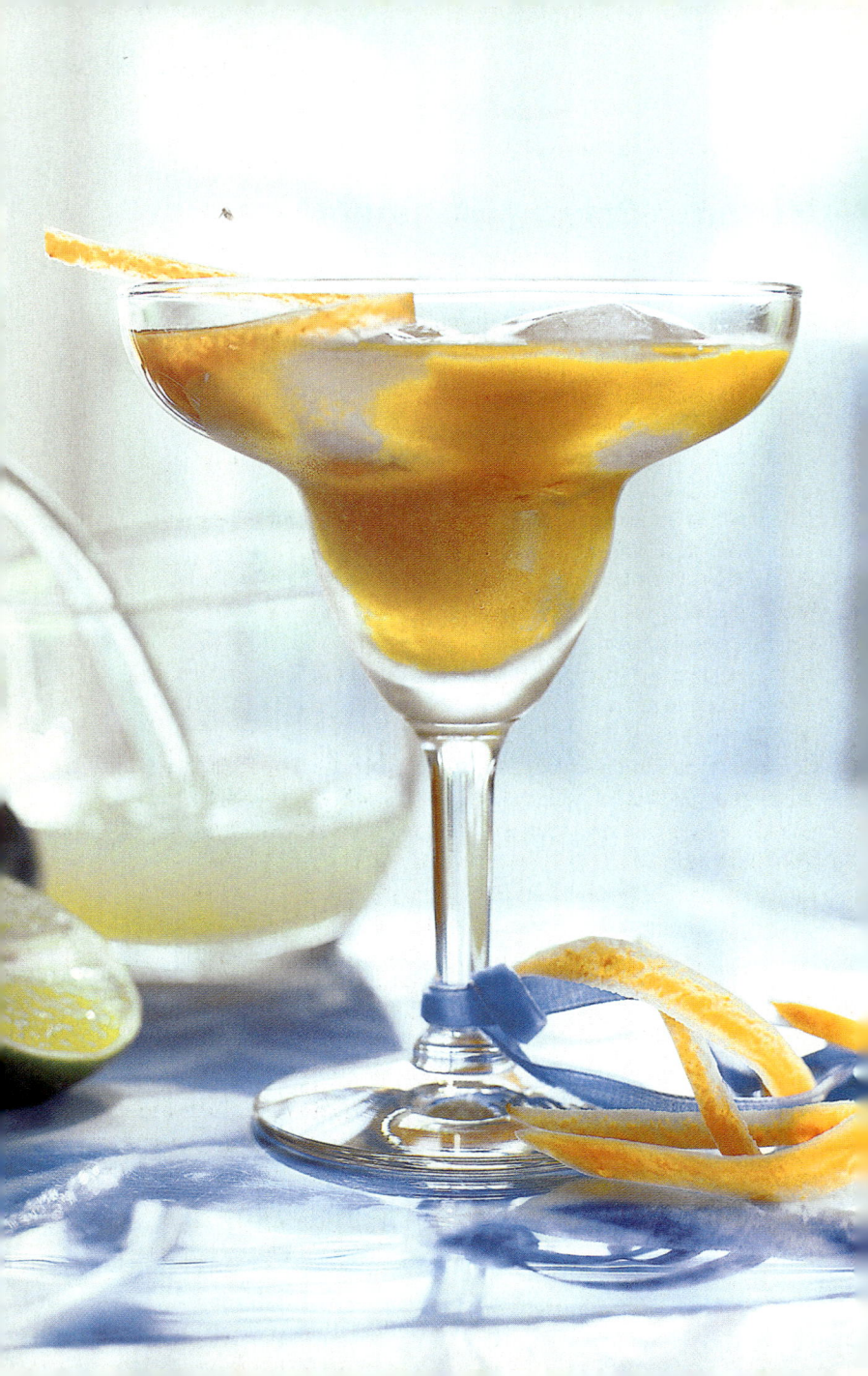

Forever-Young-Drink 2

Mango-Möhren-Mix

Die Mango schälen, eine schöne Spalte abschneiden und zum Garnieren beiseite legen. Das restliche Mangofleisch grob zerschneiden und in den Mixer geben. Den Limettensaft, den Honig und die Hälfte vom Karottensaft dazugeben und fünfzehn Sekunden durchmixen.

Den übrigen Karottensaft angießen, Eiweißpulver und Ingwer dazugeben und nochmals alles zehn Sekunden gut vermischen. Die Eiswürfel in ein großes Kelchglas geben und die Mischung darüber verteilen. Das Mangostück und die Möhrenstreifen auf den Glasrand legen. Den Drink mit einem Trinkhalm servieren.

Zutaten für 1 Drink:
- ▶ *1 Stück Mango (etwa 100 g)*
- ▶ *1 EL Limettensaft*
- ▶ *2 TL Akazienhonig*
- ▶ *150 ml kalter Karottensaft*
- ▶ *2 EL Eiweißpulver*
- ▶ *2 Prisen gemahlener Ingwer*
- ▶ *3 Eiswürfel*

Zum Garnieren:
- ▶ *2 Möhrenstreifen*

MANGO

Die Königin der Früchte überzeugt mit einmaligem Geschmack und unübertrefflichem Provitamin-A-Gehalt. Mit 6000 I. E. schlägt sie jedes Obst, ja jede Vitamin-Pille. Nur die Möhre kann da noch mithalten – ein ideales Paar. Das Anti-Aging-Vitamin A beugt Krebs vor und fängt freie Radikale, die zerstörerischen Substanzen, die Zellen schneller altern lassen. Wichtig: Wer Mangos isst, sollte zwei Stunden vorher und nachher weder Milch noch Alkohol trinken. Das verstimmt den Magen.

Lust auf light

Ananas-Kefir-Drink

Zutaten für 1 Drink:
- *1 dicke Scheibe frische Ananas (etwa 100 g mit Schale)*
- *1/2 gelbe Grapefruit*
- *1 TL Sanddorn-Vollfrucht (Reformhaus)*
- *2 TL brauner Rohrzucker*
- *100 ml kalter Kefir*
- *2 EL Eiweißpulver*
- *2 Eiswürfel*

Die Ananasscheibe von der Schale befreien und ein Stück für die Garnitur beiseite legen. Die übrige Ananas putzen, in kleine Stücke schneiden und in den Mixer geben. Die Grapefruit auspressen, den Saft, das Sanddornmark und den Zucker zu den Ananasstücken geben und alles gut pürieren. Den Kefir und das Eiweißpulver dazugeben und auf kleinster Stufe darunter mischen.

Die Eiswürfel in ein hohes Glas geben und den Drink einfüllen. Die halbe Ananasscheibe einschneiden und an den Glasrand stecken. Den Drink mit einem dicken Trinkhalm servieren.

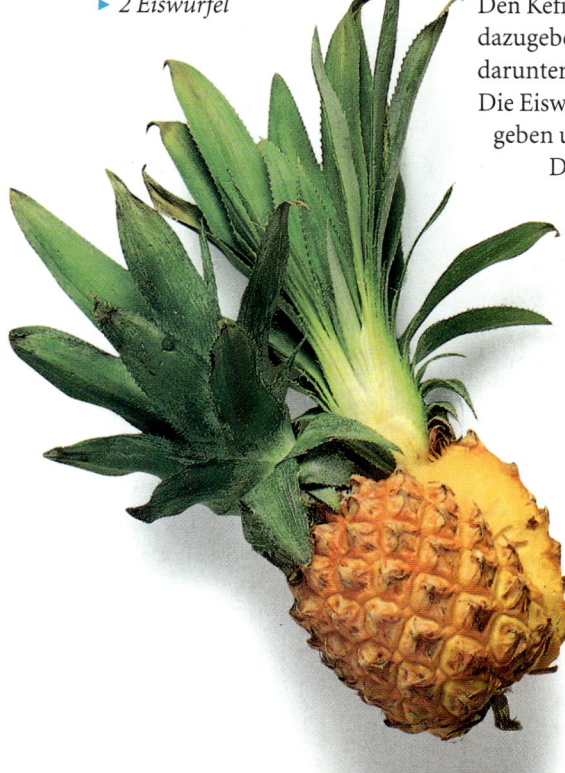

Trendy und gesund

Pfirsich-Eistee

Den Tee mit 150 ml kochend heißem Wasser übergießen und etwa 4 Minuten ziehen lassen. Inzwischen den Pfirsich überbrühen, abschrecken, häuten, halbieren und entsteinen. Von einer Pfirsichhälfte eine dünne Spalte abschneiden und zum Garnieren beiseite legen. Den übrigen Pfirsich klein schneiden. Die Johannisbeeren verlesen, kurz abbrausen und auf Küchenpapier abtropfen lassen.

Pfirsichstücke und Johannisbeeren mit dem Zitronensaft und Fruchtzucker im Mixer fein pürieren. Die Eiswürfel in ein Longdrinkglas geben. Das Fruchtpüree darüber gießen und das Eiweißpulver hinzufügen. Den heißen Tee durch ein Sieb dazugießen und gut umrühren, bis das Eis geschmolzen und das Getränk abgekühlt ist. Die Pfirsichspalte einschneiden und an den Glasrand stecken. Den Drink mit einem Trinkhalm servieren.

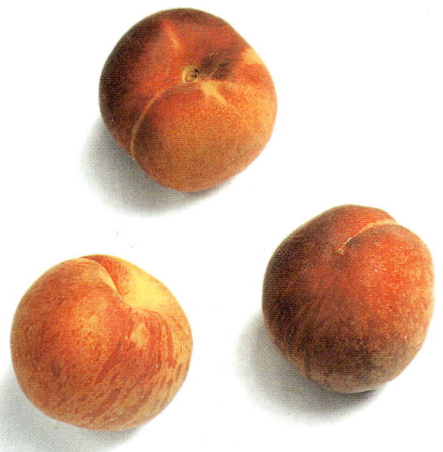

Zutaten für 1 Drink:
- ▶ *2 TL Ceylontee*
- ▶ *1 kleiner reifer Pfirsich*
  (etwa 125 g)
- ▶ *50 g schwarze Johannisbeeren*
- ▶ *2 EL Zitronensaft*
- ▶ *1 TL Fruchtzucker*
- ▶ *3 Eiswürfel*
- ▶ *2 EL Eiweißpulver*

▶ *Tipp: Außerhalb der Saison statt der frischen Johannisbeeren 4 EL Johannisbeersaft (Muttersaft) aus dem Reformhaus verwenden.*

Sauer, aber mit Power

Limetten-Quark-Shake

Zutaten für 1 Drink:
- ▶ *1 Limette (oder*
  1/2 unbehandelte Zitrone)
- ▶ *75 g Magerquark*
- ▶ *2 EL Sahne*
- ▶ *2 TL brauner Rohrzucker*
- ▶ *150 ml fettarme Milch*
- ▶ *3 EL Eiweißpulver*
Zum Garnieren:
- ▶ *1 Erdbeere*
- ▶ *1 Limettenschalen-Spirale*

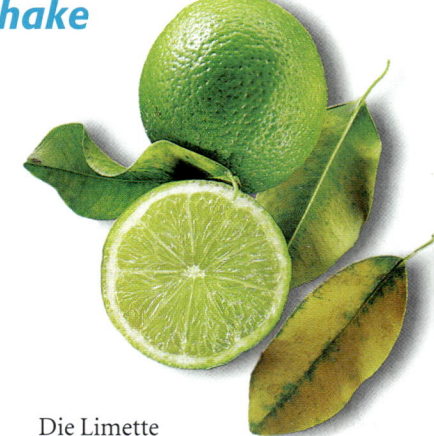

LIMETTE

Die »Zitrone der Tropen« hat zwar etwas weniger Vitamin C als ihre große Schwester, die Zitrone, bietet dafür aber andere Vorteile: Sie ist reich an Kalium, Calcium, Phosphor und aromatischen Ölen. Und das freut das Bio-Herz: Ihre Schale ist in der Regel unbehandelt, sodass man sie abreiben und die gesunden Bitterstoffe als Würze verwenden kann.

Die Limette heiß abwaschen, abtrocknen und die Schale fein abreiben. Den Saft beider Hälften auspressen. Mit der Limettenschale, dem Quark und der Sahne in den Mixer geben. Den Zucker und die Hälfte der Milch dazugeben und alles fünfzehn Sekunden kräftig durchmixen.

Das Eiweißpulver und die übrige Milch hinzufügen und den Mixerinhalt nochmals zehn Sekunden gründlich vermischen.

Die Mischung in ein Kelchglas abgießen. Die Erdbeere einschneiden und an den Glasrand stecken. Den Drink mit der Limettenschale garnieren und mit einem dicken Trinkhalm servieren.

Aromatherapie

Roter Orangen-Traum

Die Orange halbieren, eine Scheibe zum Garnieren abschneiden und beiseite legen. Eine Orangenhälfte samt der weißen Haut schälen und klein schneiden, die zweite Hälfte auspressen. Orangenstücke und -saft, Zitronensaft, Rote-Bete-Saft und Honig in den Mixer geben und gründlich pürieren.
Das Eiweißpulver, den Zimt und den Kefir dazugeben und nochmals alles kurz und kräftig durchmischen.
Den Drink in ein hohes Glas gießen. Die Orangenscheibe bis zur Mitte einschneiden und am Glasrand befestigen. Den Drink mit einem Trinkhalm servieren.

Zutaten für 1 Drink:
- ▶ *1 Orange*
- ▶ *1 EL Zitronensaft*
- ▶ *75 ml kalter Rote-Bete-Saft*
- ▶ *1/2 TL Akazienhonig*
- ▶ *2 EL Eiweißpulver*
- ▶ *1 Messerspitze Zimt*
- ▶ *150 g kalter Kefir*

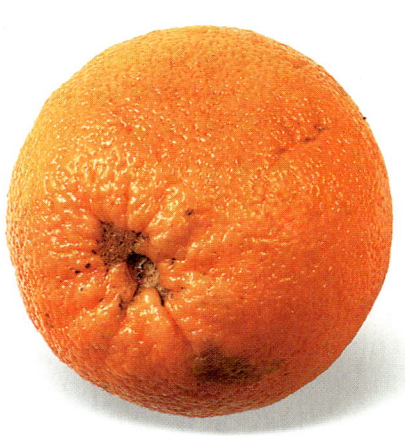

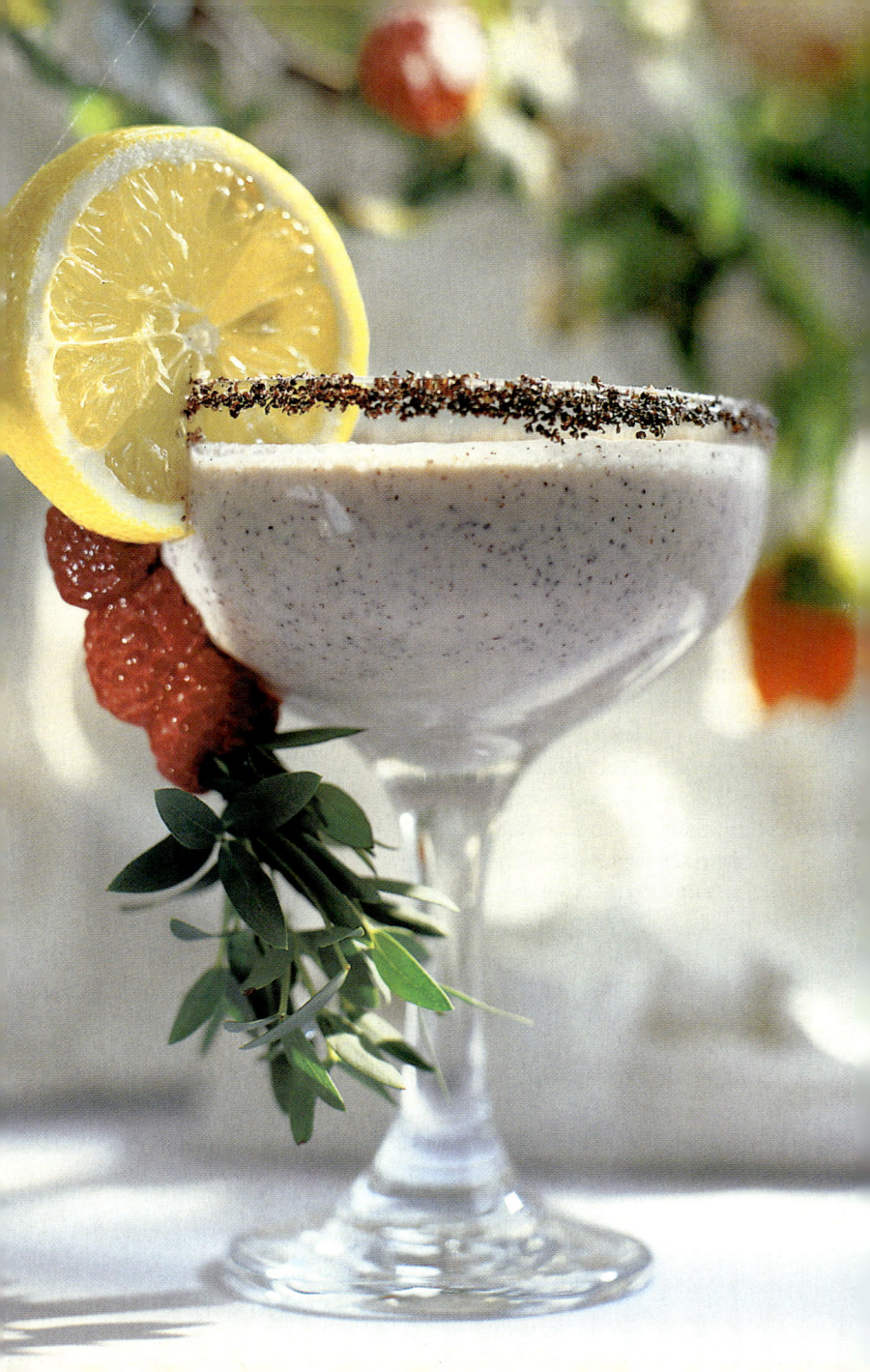

Süße Versuchung

Himbeer-Mohn-Creme

Milch und Sahne in einem Topf aufkochen lassen. Die Vanilleschote aufschlitzen, Mark herausschaben und beides in die Milch geben. Zwei gehäufte Esslöffel Mohn einstreuen und fünf Minuten bei milder Hitze ziehen lassen. Die Vanilleschote entfernen. Die Himbeeren kurz abbrausen und verlesen. Vier schöne Früchte zum Garnieren beiseite legen. Die übrigen Himbeeren mit dem Ahornsirup, zwei Teelöffeln Zitronensaft und sechs Esslöffeln Mohnmilch in den Mixer geben und fünfzehn Sekunden pürieren. Das Eiweißpulver und die übrige Mohnmilch dazugeben und nochmals alles zehn Sekunden mixen. Den Rand eines Kelchglases mit Zitronensaft befeuchten und in den restlichen Mohn tupfen. Die Mischung in das Glas gießen. Die Zitronenscheibe mit den Himbeeren auf einen Cocktailspieß stecken und über den Glasrand legen. Den Drink mit einem Trinkhalm servieren.

Zutaten für 1 Drink:
- ▶ *1/8 l kalte fettarme Milch*
- ▶ *2 EL Sahne*
- ▶ *1/2 Vanilleschote*
- ▶ *3 EL gemahlener Mohn*
- ▶ *100 g Himbeeren*
- ▶ *1 EL Ahornsirup*
- ▶ *3 TL Zitronensaft*
- ▶ *3 EL Eiweißpulver*

Zum Garnieren:
- ▶ *1 EL Zitronensaft*
- ▶ *1 unbehandelte Zitronenscheibe*

HIMBEERE

In Frankreich hat die Himbeere den Status einer Heilpflanze. Sie würzt unsere Gesundheit mit Kalium (senkt den Blutdruck), Eisen (Blutbildung) und Magnesium (stärkt Herz und Muskeln). Ihre Säuren, ihr Pektin, ihre Gerbstoffe helfen der Leber beim Entgiften und senken sogar Fieber. Ihr Biotin bringt Glanz ins Haar, ihre Kernchen Schwung in die Verdauung. Ihr Carotin schützt die Haut und schärft den Blick.

Unwiderstehlich spritzig

Birnen-Feigen-Cocktail

Zutaten für 1 Drink:
- ▶ *1/2 reife Birne (etwa 100 g)*
- ▶ *2–3 frische Feigen (etwa 80 g)*
- ▶ *3 TL Zitronensaft*
- ▶ *1/8 l kalte Buttermilch*
- ▶ *1 Messerspitze Zimt*
- ▶ *2 EL Eiweißpulver*
- ▶ *75 ml kohlensäurearmes Mineralwasser zum Auffüllen*

Die Birne schälen, halbieren und entkernen, dann in Stücke schneiden. Eine Feige längs halbieren, eine Scheibe für die Dekoration abschneiden und beiseite legen. Die übrigen Feigen vierteln und das Fruchtfleisch mit einem Teelöffel aus der Schale herauslösen. Birnen- und Feigenstücke mit dem Zitronensaft, der Buttermilch und dem Zimt in den Mixer geben und fein pürieren. Das Eiweißpulver dazugeben, kurz und kräftig untermixen. Mit dem Mineralwasser auffüllen. Den Drink in ein hohes Becherglas füllen und mit der eingeschnittenen Feigenscheibe garnieren. Am besten sofort mit einem dicken Trinkhalm servieren.

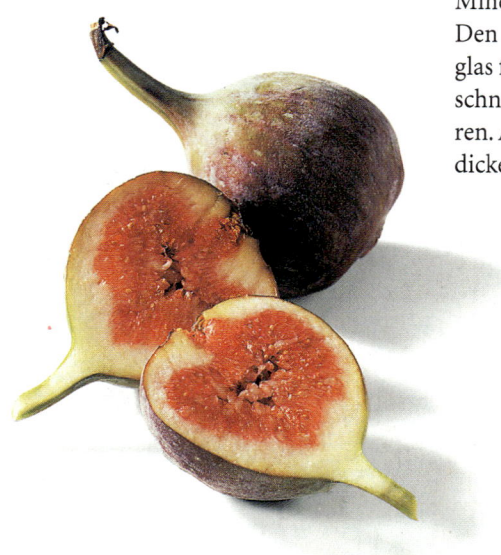

Beerige Schlank-Medizin

Multi-Beeren-Mix

Die Beeren kurz abbrausen, verlesen und auf Küchenpapier abtropfen lassen. Einige Beeren zum Garnieren beiseite legen, die Erdbeeren klein schneiden.

Alle Beeren mit Zitronensaft, Ahornsirup, Vanille und der Hälfte des Kirschsaftes in den Mixer geben und fein pürieren. Das Eiweißpulver und den übrigen Kirschsaft hinzufügen und nochmals alles gründlich durchmixen.

Die Eiswürfel in ein hohes Glas geben, die Beerenmischung darüber gießen. Die übrigen Beeren auf einen Cocktailspieß stecken und über den Glasrand legen. Den Drink mit einem Trinkhalm servieren.

Zutaten für 1 Drink:
- ▶ *125 g gemischte Beeren (z. B. Erdbeeren, Heidelbeeren, Brombeeren, Himbeeren, Johannisbeeren)*
- ▶ *2 EL Zitronensaft*
- ▶ *1 TL Ahornsirup*
- ▶ *1 Messerspitze Bourbon-Vanille*
- ▶ *1/8 l kalter Sauerkirschsaft*
- ▶ *2 EL Eiweißpulver*
- ▶ *2 Eiswürfel*

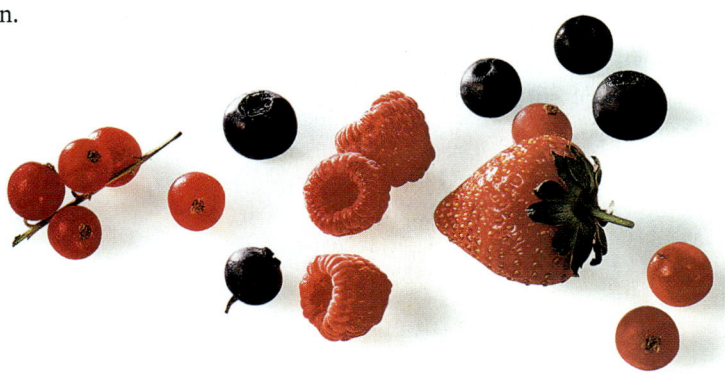

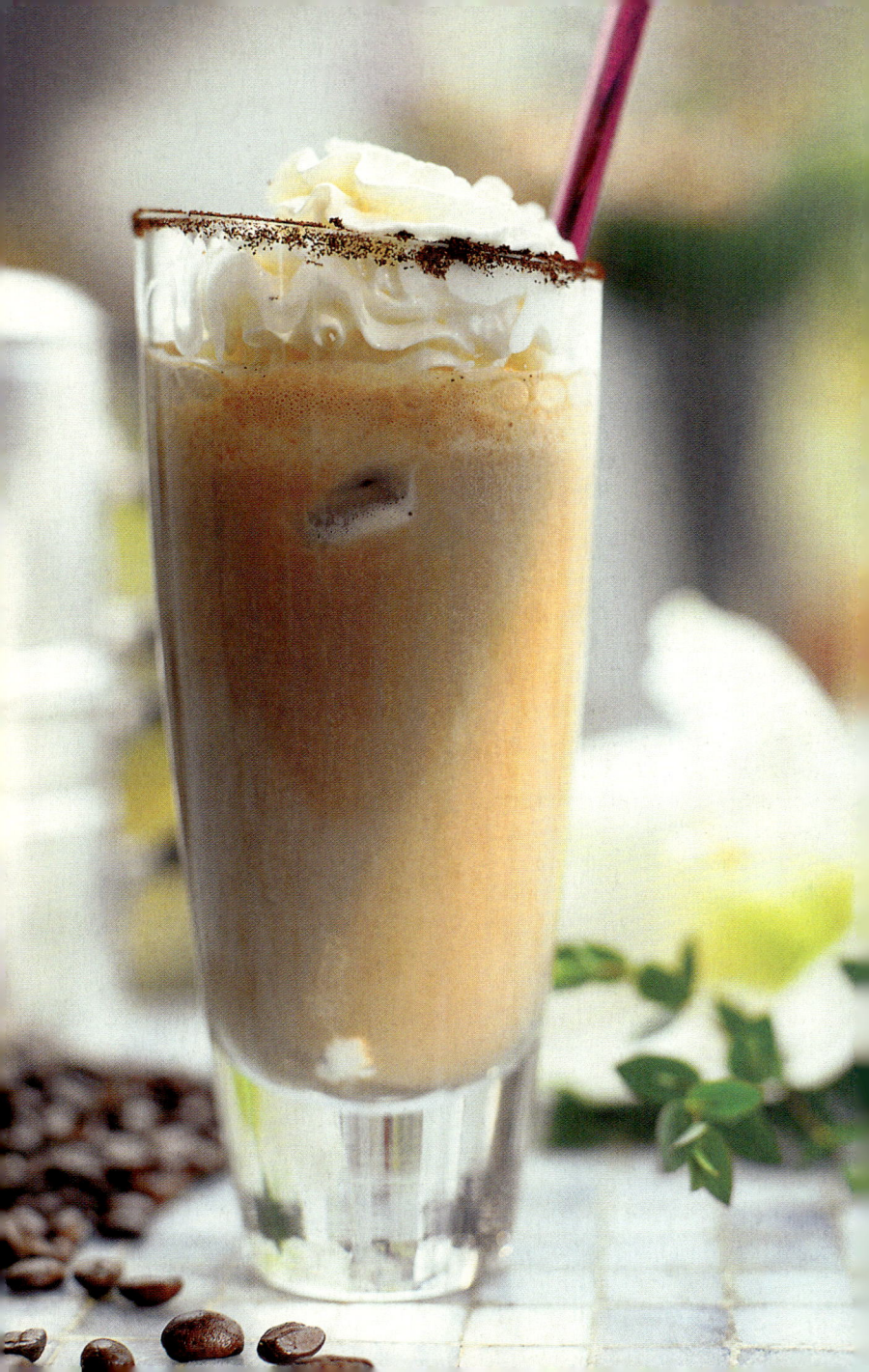

Der magenfreundliche Genuss

Mokka-Bananen-Traum

Den Espresso und den Zucker in den Mixer geben. Die Banane schälen, grob zerteilen und mit der Hälfte der Milch dazugeben, alles zehn Sekunden gut durchmixen.Das Eiweißpulver und die übrige Milch in den Mixer füllen und alles nochmals zehn Sekunden kräftig durchmischen. Den Rand eines hohen Glases befeuchten und in das Espressopulver stippen. Die Eiswürfel in das Glas geben. Die Mischung darauf abgießen. Die Sahne obendrauf setzen. Den Drink mit einem Trinkhalm und einem langen Löffel servieren.

Zutaten für 1 Drink:
- ▶ *4 EL kalter flüssiger Espresso*
- ▶ *1 TL brauner Rohrzucker*
- ▶ *1 Stück Banane (etwa 60 g)*
- ▶ *150 ml kalte fettarme Milch*
- ▶ *3 EL Eiweißpulver*
- ▶ *2 Eiswürfel*

Zum Garnieren:
- ▶ *1 EL Espressopulver*
- ▶ *1 EL geschlagene Sahne*

KAFFEE

Als das türkische Heer 1683 die Belagerung Wiens aufgab, hinterließ es in Europa die Sucht nach dem »Türkentrank«. Seither kurbelt Kaffee den Stoffwechsel an und dopt das Gehirn. Kaffeetrinker lesen schneller, haben ein besseres Kurzzeitgedächtnis und ein um 40 Prozent geringeres Risiko für Gallensteine. Koffein weitet nicht nur den Geist, sondern auch die verkrampften Bronchien (Asthma). Schottische Forscher fanden heraus: Herzkrankheiten treffen vor allem Nicht-Kaffee-Trinker. Gesunde Dosis: 1 bis 3 Tassen pro Tag.

Anti-Stress-Elixier

Pflaumen-Joghurt-Flip

Zutaten für 1 Drink:
- ► *3 Pflaumen oder Zwetschgen (etwa 100 g)*
- ► *1 Eigelb*
- ► *2 TL Zitronensaft*
- ► *1/2 TL Akazienhonig*
- ► *100 g fettarmer Joghurt*
- ► *1 Prise gemahlene Nelken*
- ► *2 EL Eiweißpulver*
- ► *100 ml kalter roter Traubensaft*
- ► *2 Eiswürfel*

Die Pflaumen oder Zwetschgen waschen und entsteinen. Eine Spalte abschneiden und zum Garnieren beiseite legen.
Übrige Pflaumen oder Zwetschgen mit dem Eigelb, Zitronensaft, Honig, Joghurt und Nelkenpulver in den Mixer geben und fein pürieren. Auf schwächster Stufe das Eiweißpulver und den Traubensaft darunter rühren.
In ein Glas die Eiswürfel geben, den Drink darüber gießen. Die Pflaume einschneiden und an den Glasrand stecken. Mit einem dicken Trinkhalm servieren.

► *Variante: Zur Abwechslung den Drink mit gelben Pflaumen und hellem Traubensaft zubereiten.*

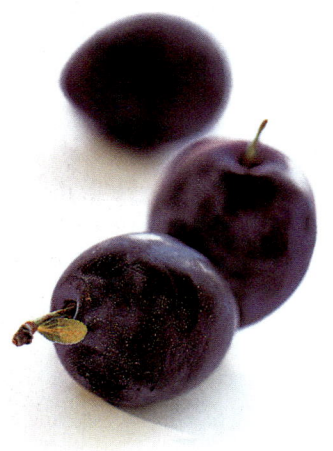

Morgen-Fitness tanken

Papaya-Blutorangen-Shake

Die Papaya schälen, entkernen, eine schöne Spalte abschneiden und zum Garnieren beiseite legen. Die übrige Papaya würfeln und in den Mixer geben. Limettensaft, Honig und die Hälfte vom Orangensaft hinzufügen und alles fünfzehn Sekunden pürieren. Eiweißpulver und restlichen Orangensaft dazugeben und alles nochmals zehn Sekunden durchmixen. In ein großes Kelchglas zwei Eiswürfel geben. Den Mixerinhalt darüber gießen. Die Papaya und die Limettenscheibe etwas einschneiden und an den Glasrand stecken. Den Drink mit einem Trinkhalm servieren.

Zutaten für 1 Drink:
- ▸ *120 g reife Papaya*
- ▸ *1 EL Limettensaft*
- ▸ *1 TL Akazienhonig*
- ▸ *1/8 l kalter Blutorangensaft*
- ▸ *2 EL Eiweißpulver*
- ▸ *2 Eiswürfel*

Zum Garnieren:
- ▸ *1 Limettenscheibe*

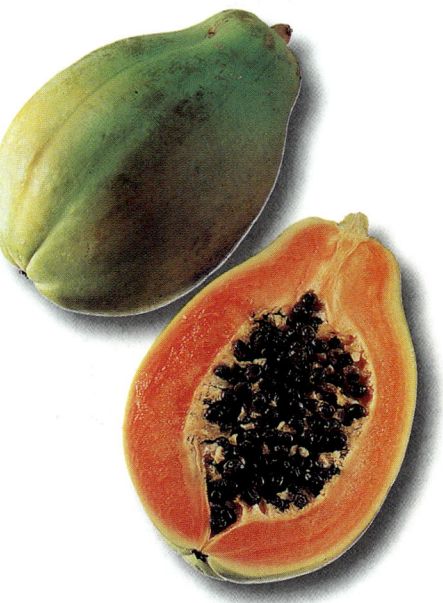

PAPAYA

Papaya liefert viele Gründe, schon den Tag damit zu starten. Sie regt die Verdauung an und verwöhnt den Körper mit Beta-Carotin, dem Biostoff, der Zellen vorm frühzeitigen Altern schützt. Ihr Gehalt an Calcium und Kalium wappnet gegen Stress. Tipp: Achten Sie auf reife Früchte.

Dekorative Beta-Carotin-Bombe

Marmorierter Nektarinen-Drink

Zutaten für 1 Drink:
- ▸ *1 reife Nektarine (etwa 140 g)*
- ▸ *1 EL Zitronensaft*
- ▸ *150 g fettarmer Joghurt*
- ▸ *50 ml fettarme Milch*
- ▸ *1 TL Fruchtzucker*
- ▸ *2 EL Eiweißpulver*
- ▸ *1 Zweiglein Zitronenmelisse zum Garnieren*

▸ *Varianten: Auch ein Fruchtpüree aus Beeren, z. B. Erdbeeren, Himbeeren, Heidelbeeren oder Brombeeren bildet einen gelungenen Kontrast zum cremig gerührten Joghurt.*

Die Nektarine waschen, halbieren und den Stein herauslösen. Von einer Nektarinenhälfte eine schmale Spalte abschneiden und für die Dekoration beiseite legen. Die Nektarinenhälften klein schneiden und zusammen mit dem Zitronensaft fein pürieren. Das Fruchtpüree in ein großes Kelchglas füllen.

Joghurt, Milch, Fruchtzucker und Eiweißpulver mit dem Schneebesen gründlich verrühren. Die Mischung vorsichtig in das Glas gießen, sodass sich zwei Schichten – orange und weiß – bilden. Einen Löffelstiel spiralförmig durch beide Schichten ziehen, sodass sie marmoriert werden. Den Drink mit der angeschnittenen Nektarinenspalte und der Zitronenmelisse garnieren. Mit einem langen Löffel und einem dicken Trinkhalm servieren.

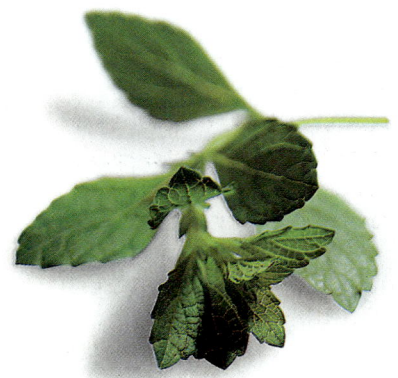

Fruchtige Asiatin

Kaki-Orangen-Drink

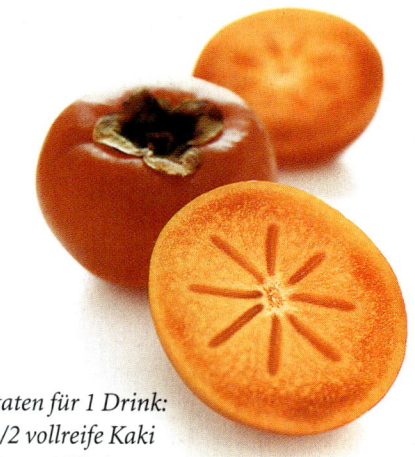

Die Kaki waschen, halbieren und eine schöne Spalte für die Garnitur abschneiden. Die übrige Kaki von der Haut befreien, den Stielansatz entfernen. Das Fruchtfleisch klein schneiden. Mit dem Limettensaft und dem Birnendicksaft in den Mixer geben. Die Vanilleschote aufschlitzen, das Mark herauskratzen und mit der Hälfte des Orangensafts hinzufügen. Alles fünfzehn Sekunden lang gründlich pürieren. Das Eiweißpulver und den übrigen Saft dazugeben. Alles nochmals zehn Sekunden durchmixen. Die Mischung in ein großes Cocktailglas abgießen. Die Kakispalte einschneiden und an den Glasrand stecken. Den Drink mit der Zitronenmelisse garnieren und mit einem Trinkhalm servieren.

Zutaten für 1 Drink:
- ▸ *1/2 vollreife Kaki (etwa 125 g)*
- ▸ *1 EL Limettensaft*
- ▸ *2 TL Birnendicksaft*
- ▸ *1/2 Vanilleschote*
- ▸ *150 ml frisch gepresster Orangensaft*
- ▸ *2 EL Eiweißpulver*

Zum Garnieren:
- ▸ *1 Zweiglein Zitronenmelisse*

KAKI

Die faustgroße, süße orange Beere schmeckt wie eine Kreuzung aus Tomate und Aprikose. Die Exotin ist eine ideale Denker-Frucht. Sie liefert bis zu 20 Prozent Glukose – die rasche Energie für das Gehirn. Wie alle Exoten strotzt sie von Vitaminen. Ganz besonders reich ist sie an dem hautschützenden Vitamin A.

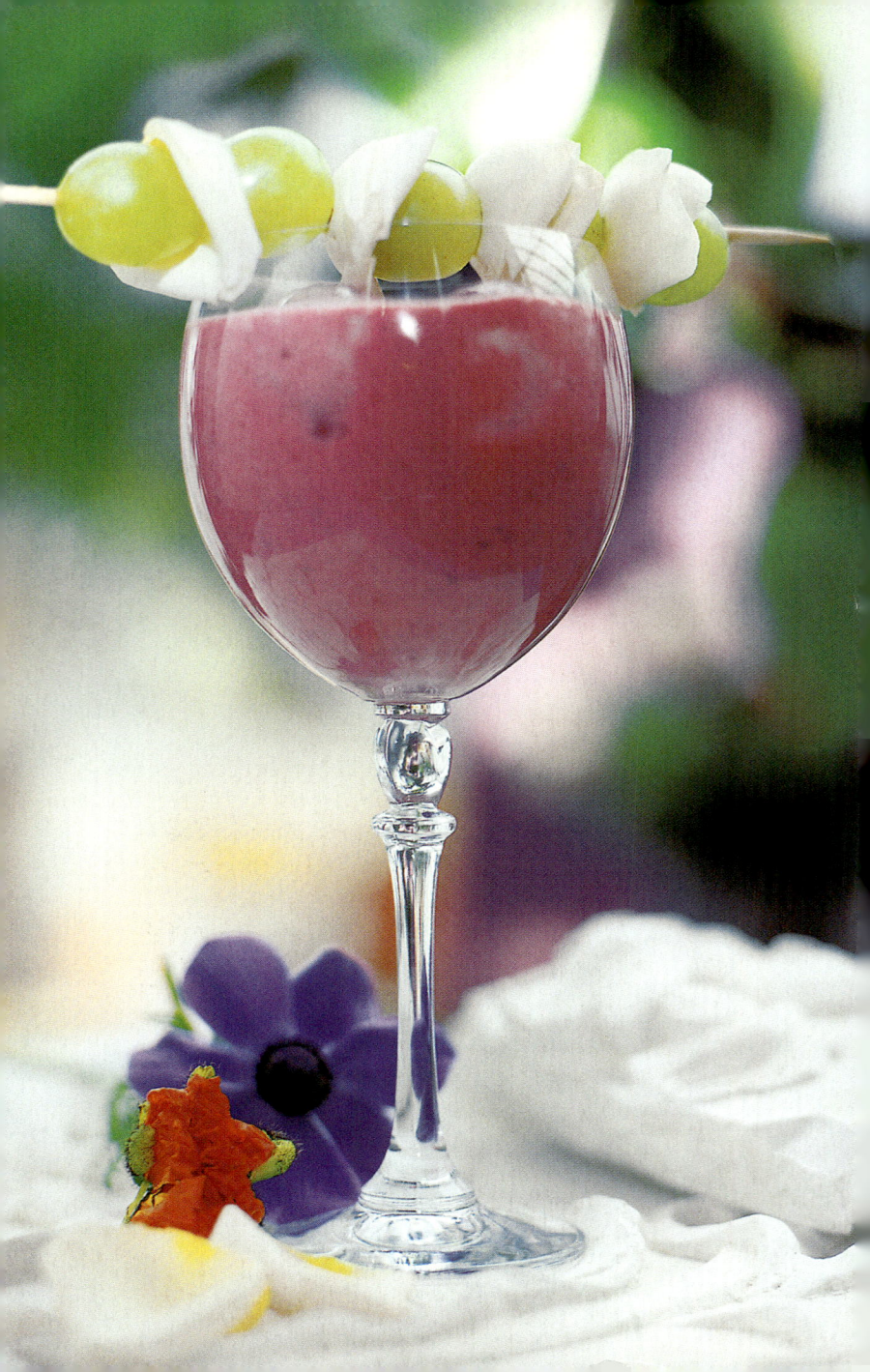

Energie-Drink der Natur

Tutti-Frutti-Cocktail

Das Obst waschen und putzen oder schälen, etwas zum Garnieren beseite legen. Den Rest klein schneiden und in den Mixer geben. Zitronensaft, Frutilose, Dickmilch und die Hälfte der fettarmen Milch dazugeben. Alles fünfzehn Sekunden fein pürieren. Das Eiweißpulver, die Flocken und die restliche Milch hinzufügen und nochmals alles zehn Sekunden gut durchmixen. Die Eiswürfel in ein Ballonglas geben, die Mischung darauf abgießen. Die beiseite gelegten Früchte auf einen kleinen Cocktailspieß stecken und über den Glasrand legen. Den Drink mit einem dicken Trinkhalm servieren.

Zutaten für 1 Drink:
- ▶ *100 g gemischtes Obst (zum Beispiel Erbeeren, weiße Weintrauben, Brombeeren, Banane)*
- ▶ *2 TL Zitronensaft*
- ▶ *1 EL Frutilose (Obstsüße; Reformhaus)*
- ▶ *2 EL Dickmilch (3,5 %)*
- ▶ *1/8 l fettarme Milch*
- ▶ *3 EL Eiweißpulver*
- ▶ *2 EL Vollkorn-Schmelzflocken*
- ▶ *2 Eiswürfel*

TRAUBEN

Trauben sind die Früchte, die die Kreter zu den ältesten Europäern machen – in Form von Obst und Wein. Trauben enthalten Bor, das die Knochen stärkt, vor Osteoporose schützt. Ihre B-Vitamine polstern die Nerven. Ihre Folsäure regt die Blutbildung an, ihr Vitamin C dopt die Abwehr. Ihr Kalium senkt den Blutdruck, ihr Magnesium stärkt Muskeln und Herz. Trauben bringen den Darm und die Nieren auf Trab und fördern die Konzentration.

Sachregister

Rezepte

Bildnachweis

Frank Boxler: 41, 54, 55, 57;
IFA-Bilderteam/IPS: 32;
Matteo Manduzio: 6 l. u., 7 l., 9, 58, 62, 68, 74, 80, 84,
    90, 96, 100, 106, 112, 116, 122;
Antje Plewinski: 70, 102, 121;
Julia Sörgel: 8;
Südwest Verlag, München: 6 r. o., 6 r. u., 7 r. o., 7 r. m.,
    7 r. u., 35, 60, 61, 64, 65, 66, 67, 71, 72, 73, 76, 77,
    79, 82, 83, 86, 87, 89, 92, 93, 94, 95, 98, 99, 103, 104,
    105, 108, 109, 110, 111, 114, 115, 118, 119, 120;
    Albrecht: 43; Felbert/Eichenberg: 46; Grundt: 27;
    Holz: 5 u., 6 l. o., 6 l. m., 31, 34, 37, 49; Jump/Vey: 15, 22,
    29, 40; Kargl: 52; Nagy: 50; Schliack: 25; Seiffe: 20;
    Sperl: 21; Urban: 5 o., 10, 11, 17